**D<sup>r</sup> Pierre ALAIZE**

Ancien Externe des Hôpitaux de Marseille (Concours 1901)
Ex-Interne provisoire et Interne des Hôpitaux de Marseille
(Concours 1902, Concours 1903)
Interne des Asiles de la Seine (Concours 1905)



# LE ROLE

DE LA

# FONCTION INTERNE DE L'OVAIRE

ET LES

## ESSAIS D'OPOTHÉRAPIE OVARIENNE

EN PATHOLOGIE NERVEUSE ET MENTALE

MONTPELLIER 1906

IMPRIMERIE GÉNÉRALE DU MIDI

# LE ROLE

DE LA

# FONCTION INTERNE DE L'OVAIRE

ET LES

## ESSAIS D'OPOTHÉRAPIE OVARIENNE

### EN PATHOLOGIE NERVEUSE ET MENTALE

# LE ROLE

## DE LA

# FONCTION INTERNE DE L'OVAIRE

## ET LES

## ESSAIS D'OPOTHÉRAPIE OVARIENNE

## EN PATHOLOGIE NERVEUSE ET MENTALE

PAR

## Pierre ALAIZE

DOCTEUR EN MÉDECINE

ANCIEN EXTERNE DES HOPITAUX DE MARSEILLE (Concours 1901)
EX-INTERNE PROVISOIRE ET INTERNE DES HOPITAUX DE MARSEILLE
(Concours 1902; Concours 1903)
INTERNE DES ASILES DE LA SEINE (Concours 1905)

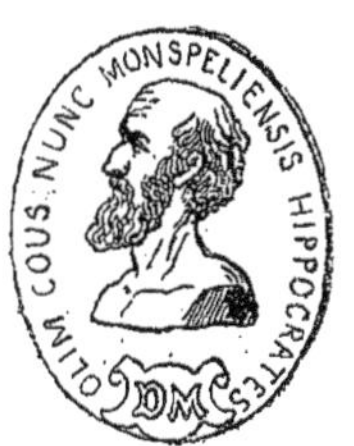


MONTPELLIER
SOCIÉTÉ ANONYME DE L'IMPRIMERIE GÉNÉRALE DU MIDI

—

1906

*Je dédie cette Thèse à la mémoire de ma Mère, de mon Père et de
mon Frère. Privé du bonheur de vivre avec eux et pour eux, il m'est
pénible de terminer seul cette partie de ma vie consacrée aux études.
J'offre aussi cette Thèse à mon oncle, Monsieur Henry Sermant,
pharmacien; à ma tante, Madame La Clavière; à mes Parents et à
ma vieille amie Mademoiselle Agot.*

P. ALAIZE.

A Monsieur le Professeur MAIRET

DOYEN DE LA FACULTÉ DE MÉDECINE DE MONTPELLIER
PROFESSEUR DE CLINIQUE DES MALADIES NERVEUSES ET MENTALES

P. ALAIZE.

# LE ROLE

DE LA

# FONCTION INTERNE DE L'OVAIRE

ET LES

## ESSAIS D'OPOTHÉRAPIE OVARIENNE

EN PATHOLOGIE NERVEUSE ET MENTALE

---

## AVANT-PROPOS

Si la thérapeutique moderne peut utiliser sur des bases nouvelles et scientifiques la méthode organothérapique, aussi vieille que la médecine des hommes, c'est à l'étude des fonctions internes d'organes qu'elle le doit. La connaissance de quelques sécrétions internes a éclairé la physiologie pathologique et l'origine de bien des affections. Mais la science est encore imparfaitement renseignée sur la plupart d'entre elles : nous sommes réduits quelquefois à n'émettre que des hypothèses sur le rôle de certaines glandes internes, il faut l'avouer. Un rôle des plus intéressants et des plus discutés est assurément celui que, chez la femme, on assigne à l'ovaire : la fonction interne de l'ovaire est un fait à peu près admis depuis les travaux de Brown-Séquard sur la fonction testiculaire, et depuis les expériences de cette époque (opothérapie génitale). Mais il faut reconnaître que ce chapitre de physiologie est loin d'être précisé, la question demeure pendante.

Dans ce travail, nous soulevons ce problème de physiologie une fois de plus, après tant d'autres auteurs. Mais nous bornons seulement nos investigations au « rôle de la fonction interne de l'ovaire et aux essais d'opothérapie ovarienne, en pathologie nerveuse et mentale ». Et si nous nous sommes placé sur le terrain limité de la neurologie et de la psychiatrie, c'est qu'il nous a semblé qu'il n'y avait pas ici d'étude d'ensemble de faite. D'autre part, la neuropsychopathologie paraît actuellement se détacher des stériles et inutiles investigations psychologiques ; en médecine mentale, on envisage comme moins négligeables les altérations viscérales et les insuffisances fonctionnelles d'organes. Enfin, en médecine nerveuse et mentale, le rôle de plusieurs glandes à sécrétion interne est mis en avant pour, à l'heure actuelle, expliquer quelques troubles morbides intéressants. Pour toutes ces raisons, l'étude des accidents nerveux et psychiques en relation ou en coïncidence constante chez la femme avec les différentes étapes de la vie génitale nous a séduit ; nous avons aussi groupé ici les essais, quelquefois empiriques, et toujours bien imparfaits, de traitement fait avec les produits dérivés de l'ovaire. Il n'est pas aussi de question plus à l'ordre du jour que celle des origines de la démence précoce ; dans un de nos paragraphes, nous traiterons de l'hypothèse de son origine toxigénitale chez la femme.

Essentiellement notre étude se divise en deux parties :

1° Rôle de la fonction interne de l'ovaire en pathologie nerveuse et mentale. — Cette partie est précédée d'une étude d'ensemble sur la fonction interne de l'ovaire ;

2° Essais d'opothérapie ovarienne en pathologie nerveuse et mentale.

Nous adressons nos remerciements à M. le professeur Mairet, qui a bien voulu nous faire l'honneur d'accepter la présidence de cette modeste thèse. Il a bien voulu mettre à notre aide sa compétence spéciale en ce qui concerne l'opothérapie génitale appliquée à la psychiatrie. Nous l'assurons de notre sincère gratitude.

Notre maître, M. le docteur Kéraval, médecin en chef de la division des femmes (Asile de Ville-Évrard), nous a guidé dans l'exécution de ce travail en mettant à notre disposition sa connaissance parfaite de plusieurs langues étrangères : nous l'en remercions vivement.

Pendant nos études à l'École de médecine et notre passage comme externe et interne dans les hôpitaux de Marseille, nous avons trouvé d'excellents maîtres et de bons camarades. Nous ne pouvons oublier les excellentes leçons données au lit du malade par M. le professeur Queirel, qui nous a, comme interne dans son service d'accouchements, toujours témoigné une grande bienveillance ; par M. le professeur Alezais ; MM. les docteurs Treille, Louge, Reynès, Bartoli, Olmer, Pieri et Aubert. M. le docteur Brun, chirurgien des hôpitaux et chargé du cours de clinique chirurgicale infantile, nous a admis à l'assister dans ses interventions pendant une année entière ; qu'il soit assuré de la reconnaissance très vive de son élève respectueux Notre ami, le docteur Antoine Raybaud, chef du laboratoire des cliniques à l'École de Médecine, a été pour nous un guide précieux pendant la durée de nos études ; il nous a prêté son concours dans des circonstances difficiles ; nous lui adressons nos remerciements. Nous saluerons aussi la mémoire de notre ancien maître le professeur Rietsch, qui nous avait choisi comme assistant dans son laboratoire de bactériologie, et celle enfin de notre camarade regretté, Alfred Blanc, interne des hôpitaux de Marseille, mort en fonctions à l'hôpital de Sainte-Marguerite.

Que notre ami personnel, le docteur Fernand Aurientis, nos amis, MM. Audibert et Platon, internes des hôpitaux de Marseille, le docteur Chaylan (de Pierrefeu), le docteur Jean Combe et nos collègues de salle de garde à l'Hôtel-Dieu, à la Conception (Marseille) et à Ville-Evrard soient assurés du parfait souvenir que nous conservons des bonnes heures vécues ensemble.

# PLAN

*Première partie : Le rôle de la fonction interne de l'ovaire en pathologie nerveuse et mentale*

CHAPITRE PREMIER. — La fonction interne de l'ovaire.

I. Physiologie de l'ovaire.

II. Fonction interne de l'ovaire (sécrétion interne ; corrélation ovarienne ; historique). — Propriétés physiologiques : action générale ; action sur l'appareil circulatoire ; action du suc ovarien chez les animaux ; action sur le système osseux (théories de l'ostéomalacie) ; la sécrétion urinaire après la castration, au cours de l'opothérapie ovarienne ; greffes ovariennes ; actions diverses ; relations avec la fonction menstruelle.

III. Principe chimique de la sécrétion interne de l'ovaire.

IV. Sécrétion interne et corps jaunes.

CHAPITRE II. — La fonction interne de l'ovaire *(suite)*.

I. Les phénomènes de corrélation.

II. Corrélations des glandes internes entre elles.

III. Corrélations de l'ovaire avec la glande thyroïde.

IV. Rapports de l'ovaire avec le thymus, l'hypophyse.

CHAPITRE III. — Le rôle pathogénique de la fonction interne de l'ovaire et les maladies mentales et nerveuses liées à l'évolution génitale de la femme.

I. Ovaire et puberté (manifestations nerveuses ; psychoses de la puberté : démence précoce, origines génitales).

II. Troubles nerveux et psychiques à la menstruation (psychoses menstruelles vraies).

III. Pathogénie ovarienne de quelques troubles nerveux et
psychiques de la grossesse.

IV. Syndromes nerveux et psychiques consécutifs à l'ablation
des ovaires.

V. Pathologie de la ménopause : manifestations nerveuses
et psychiques ; psychoses : la mélancolie d'involution. —
Analogies cliniques établies entre quelques psychoses liées
à l'évolution génitale.

CHAPITRE IV. — Rôle de la fonction interne de l'ovaire en
pathologie nerveuse.

I. Syndrome de Dercum.

II. Epilepsie.

III. Hystérie.

IV. Chorée.

V. Névralgies, migraines, neurasthénie.

VI. Le goître exophtalmique d'origine ovarienne (hyperthyroïdisme) : fonctions antagonistes thyro-ovariennes ; rapports du goître exophtalmique avec les phases génitales
physiologiques ; rapports du goître exophtalmique avec
les accidents utéro-ovariens ; rôle pathogénique de l'insuffisance ovarienne.

CHAPITRE V. — Le rôle de la fonction interne de l'ovaire en
pathologie mentale.

Corrélations psycho-sexuelles. — L'auto-intoxication d'origine ovarienne. — Psychoses de la castration. — Folies
sympathiques de l'ovaire. — L'ovariotomie moyen curateur
d'aliénation mentale. — Menstruation des aliénées. — Examen anatomique des ovaires chez les aliénées.

*Deuxième partie : Les essais d'opothérapie ovarienne en patho-
logie nerveuse et mentale*

CHAPITRE PREMIER. — De l'opothérapie ovarienne.

I. Historique de l'opothérapie ovarienne.

II. Indications générales.
III. Posologie et produits employés.

CHAPITRE II. — Opothérapie ovarienne dans les maladies nerveuses et mentales survenant aux phases physiologiques de la vie génitale.

I. Puberté (instauration menstruelle ; psychoses).
II. Menstruation (psychoses menstruelles) ; psychoses puerpérales.
III. Ménopause artificielle (psychoses post-opératoires).
IV. Ménopause naturelle (mélancolie d'involution).

CHAPITRE III. — Opothérapie ovarienne en pathologie nerveuse.

Epilepsie ; hystérie ; chorée ; neurasthénie.
Goître exophtalmique.

CHAPITRE IV. — L'organothérapie ovarienne en médecine mentale.

Période brown-séquardienne. — Essais du professeur Mairet. — Les essais d'organothérapie comparée en psychiatrie. — Opothérapie ovarienne chez les aliénées.

Observations.
Conclusions.
Index bibliographique.

# PREMIÈRE PARTIE

## Le rôle de la fonction interne de l'ovaire en pathologie nerveuse et mentale

---

### CHAPITRE PREMIER

#### La fonction interne de l'ovaire

I. **Physiologie de l'ovaire.** — L'ovaire a pour rôle la formation des ovules. Chaque ovule est excrété à la déhiscence d'un follicule de de Graaf et ces déhiscences semblent périodiques. Cette fonction ovulaire constitue proprement la *sécrétion externe* de l'ovaire. Le mode exact de progression du produit excrété est un fait physiologique secondaire, et mal connu. Par contre, le rejet de l'ovule laisse une cicatrice évidente (faux corps jaune, dit de menstruation), séquelle manifeste de la sécrétion ovulaire. Enfin l'expulsion de l'ovule coïncide habituellement avec le phénomène menstruation.

Bien qu'on ait, sur la table d'autopsie, vu l'éclatement de follicules de de Graaf survenu dans l'intervalle des règles ou l'absence des signes de la ponte ovarique chez des femmes mortes menstruées, bien qu'aussi on ait vu chez d'autres les époques persister après la castration bilatérale ovarienne, il faut convenir qu'avec la fonction externe de l'ovaire, le phénomène menstruation a d'étroits rapports.

Celle-ci a son siège au niveau de la paroi interne de l'utérus, mais sa cause prochaine semble résider dans une viciation occasionnelle du milieu circulatoire. Pour Keiffer[1], les règles sont l'effet d'une véritable sécrétion utérine, et cette sécrétion évacue les toxines en excès dans le sang au moment de l'excrétion ovulaire.

Si donc à l'occasion de la sécrétion ovulaire (sécrétion externe de l'ovaire), du sang chimiquement altéré, non coagulable, et constituant le flux menstruel, s'écoule, si un excès de toxines est ainsi éliminé, c'est donc que l'organisme vient de subir une viciation. Et cette viciation du métabolisme est nettement contemporaine de l'ovulation[2].

Et si, pour une cause pathologique, les règles ne peuvent se faire par l'utérus, très vite la nature trouve en suppléance d'autres émonctoires ; on a des hémorragies vicariantes par ailleurs.

En résumé, la plupart du temps la menstruation est liée à l'ovulation, et quand on étudie celle-ci, on ne peut pas ignorer celle-là. Nous allons voir maintenant que l'ovaire possède à côté de sa sécrétion externe une fonction interne ; dans la physiologie de cette glande sexuelle, c'est cette fonction interne qui nous intéresse au plus haut point.

II. Fonction interne de l'ovaire. — En thèse générale, un organisme primitivement neutre acquiert des caractères différenciés suivant que du tissu génital mâle ou femelle apparaît en lui. Il y a donc un type mâle, un type femelle, un type neutre et des types alternants qu'on peut étudier dans l'échelle animale. L'apparition des caractères féminins

---

[1] Keiffer ; Essai de physiologie sexuelle générale. Soc. de Biologie, 9 janvier 1897.

[2] Pour Keiffer, *loc. cit.*, le flux menstruel et la sécrétion prostatique représentent dans l'un et l'autre sexe les déchets d'une sécrétion interne génésique, à la production de laquelle participaient selon lui tous les éléments de l'organisme.

est due à la seule présence de l'ovaire ; un rapport semblable avec le testicule existe chez le mâle. Et voilà une
première manifestation fonctionnelle inhérente à l'ovaire :

*Modification du type.* — Parlant du « rapport du germen
et du soma », Pierre Delbet[1] a montré que les caractères
morphologiques secondaires (mâle et femelle) sont fonction
directe de l'une et l'autre glande sexuelle. Il dit : « Tout
démontre que le soma n'a point de sexe et que ses caractères
morphologiques sont sous la dépendance des glandes génitales. » Et à l'appui de cette affirmation, il invoque la puberté
et les modifications qu'elle provoque chez un organisme à
type sexuel indifférent, les faits de castration par quelques
parasites chez des animaux encore jeunes, « la forme
moyenne, neutre » qu'ils prennent alors. « Ainsi, dit-il, il
» suffit de quelques cellules d'un caractère spécial pour mo-
» difier la morphologie de tout le soma. La présence d'un
» testicule fait pousser de la barbe au menton et amène un
» élargissement du larynx ; la présence d'un ovaire entraîne
» l'agrandissement du bassin, le développement des ma-
» melles, etc... »
« Ce sont là des exemples saisissants de la corrélation. »
Ce phénomène de la *corrélation* domine la physiologie générale des êtres multicellulaires : toutes les cellules de l'organisme réagissent les unes sur les autres ; le tissu génital, lui
aussi, participe à l'harmonie fonctionnelle de l'être ; et cette
corrélation du tissu génital avec les autres éléments consti-
tuants de l'individu se fait par l'entremise du milieu intérieur.
Nous allons voir, à propos de l'ovaire, que cette corrélation
est assez différenciée pour que le terme de sécrétion interne,

---

[1] Traité de pathologie générale de Bouchard, t. V. (Sémiologie des organes
génitaux.)

sous lequel fut d'abord classé cet ensemble de fonctions inté-
rieures, paraisse en somme bien choisi. Delbet, qui s'attache à montrer que « la sécrétion interne n'est... qu'un des
modes de la corrélation », n'admet qu'à la rigueur ce terme
de sécrétion interne. Nous allons voir dans cette étude que
non seulement on peut, mais on doit le conserver et que le
phénomène ou mieux les phénomènes « corrélations » constituent des propriétés physiologiques, encore plus hautement
distinctes, de la sécrétion interne de l'ovaire.

Bien que les modifications humorales produites par les
glandes génitales chez l'individu aient été pressenties par
plusieurs auteurs, et bien avant Brown-Séquard, c'est à ce
dernier (1889) que revient l'honneur de les avoir mises en
lumière. Quoiqu'il se soit avant tout attaché à montrer les
propriétés du suc testiculaire, nous le voyons affirmer en
même temps le rôle interne de l'ovaire; il admet comme
indiscutable l'existence d'une sécrétion interne pour cette
glande. Après lui Villeneuve, Muret, Poehl, Jayle, Moriss,
Jouin, Gautier, Curatullo et Tarulli, Babès, Blondel, etc...,
étudient cette question. Prenant (1898) envisage une nouvelle façon de concevoir la sécrétion interne de l'ovaire;
plusieurs auteurs le suivent et affirment la participation du
corps jaune de l'ovaire à la sécrétion interne. Entre temps,
de 1896 à 1898 surtout, et en Allemagne, les chirurgiens
font mieux connaître les troubles post-opératoires par insuffisance ovarienne dus à la castration chirurgicale; ils
publient en même temps les résultats que leur a donnés
l'opothérapie ovarienne. De nos jours, la question n'a pas
cessé d'être agitée; on trouvera dans notre Index bibliographique placé à la fin de ce travail, la liste des travaux parus
touchant ce sujet. Avec Fraenkel l'hypothèse du corps jaune
glande interne et seul agent de la sécrétion interne, est
remise en honneur. Enfin, devant l'impuissance manifeste

de la physiologie et de l'expérimentation à nous faire mieux connaître les éléments de cette sécrétion, plusieurs auteurs portent leurs recherches vers l'ensemble des faits qui permettent d'affirmer la solidarité fonctionnelle des glandes internes; l'ovaire est étudié dans ses rapports avec les autres glandes, surtout la thyroïde. Des faits nouveaux sont ainsi mis en vedette et, par déduction, par analogie, paraissent devoir être appliqués à la connaissance meilleure des propriétés de la sécrétion interne qui nous occupe.

MODE D'ACTION. — Il faut admettre en premier lieu que les produits versés par l'ovaire dans l'organisme féminin le sont par la voie sanguine, dont les capillaires sont la première étape. C'est une loi de physiologie générale que les échanges intercellulaires se font par l'intermédiaire du milieu intérieur ou sang; la lymphe aussi participe aux actes intimes du métabolisme. De même que les autres glandes vasculaires sanguines, l'ovaire possède une vascularisation dont la richesse est connue; importantes de même sont ses connexions lymphatiques. En second lieu, on peut admettre avec Möbius que l'action intime de l'ovaire sur l'organisme se fait non seulement par le système vasculo-lymphatique, mais encore par la voie nerveuse. Les processus vitaux qui se passent au niveau de la glande génitale ne peuvent pas ne pas agir sur les terminaisons nerveuses de ces nerfs folliculaires et des cellules ganglionnaires nerveuses que Winterhalter a décrits dans le plexus sympathique ovarien. Möbius[1] prétend même que la castration unilatérale a dans quelques cas provoqué des désordres somatiques à distance, unilatéraux. Pour nous, qu'il nous suffise de concevoir que l'ovaire

---

[1] Möbius; Ueber die Wirkungen der Castration, *Beitrage zur Lehre von den Geschlechtunterschieden*. Halle, 1903.

fonctionne intimément par la voie vasculaire d'abord, par action trophique ensuite.

Propriétés physiologiques. — La sécrétion interne de l'ovaire joue de la sorte un rôle important dans le métabolisme et influence la nutrition générale ; cela est principalement démontré par la nature des troubles consécutifs à la castration opératoire, par les bienfaits que les malades dépourvues de leurs ovaires retirent de la médication ovarienne. C'est en somme une substance ou un ensemble de substances protectrices, indispensables à l'intégrité de l'organisme féminin que l'ovaire verse dans le sang. Ces substances assurent une sorte d'équilibre du milieu intérieur. Mais s'il est des sécrétions internes d'organes dont on peut dire avec certitude qu'elles neutralisent des produits toxiques formés ailleurs, on ne peut que le supposer pour l'ovaire et non pas l'affirmer comme l'ont fait quelques-uns.

D'autre part, il semble se dégager de l'analyse des faits pathologiques que l'action de sa sécrétion interne est en somme assez lointaine[1] ; les troubles notés après la castration ne sont pas immédiats, ils ne se produisent qu'à une certaine échéance. Et comme aussi l'effet utile de l'ovariothérapie dirigée contre ces troubles ne se manifeste qu'après un long traitement, il apparaît comme évident que l'action physiologique interne de l'ovaire est caractérisée par des phénomènes d'une délicatesse extrême. L'imprécision de leur étude s'explique.

Action sur l'appareil circulatoire. — Fédoroff assigne au suc ovarien des propriétés hypertensives ; Livon, après

---

[1] Voir à ce sujet : Zuntz ; Influence de la castration et de l'opothérapie ovariennes sur la nutrition générale ; recherches expérimentales. In *Presse Médicale*, p. 790, n° 99, 1904.

expérimentation, met en lumière les effets d'hypotension obtenus chez des animaux après injection intra-veineuse d'extrait ovarien glycériné et dilué. Livon n'obtient plus l'hypotension artérielle expérimentale, dès qu'il utilise des ovaires malades. Lorsque naturellement se supprime la fonction ovarienne, c'est à dire à la ménopause normale, l'hypertension artérielle apparaît. Nous admettrons avec Prosper Mossé[1] que ce fait va à l'encontre de l'opinion de Fédoroff. Nous rapprocherons de cette action circulatoire du suc ovarien deux autres faits d'observation ; le premier est d'ordre clinique : Siredey et Mlle Francillon[2] ont établi qu'au moment de l'instauration menstruelle, la pression artérielle s'élève et reprend ensuite son état primitif. En second lieu, il importe de se rappeler que le symptôme le plus éclatant de l'insuffisance ovarienne (complète, après ablation des deux glandes) est la bouffée de chaleur, phénomène circulatoire qui mérite encore d'être précisé.

Action du suc ovarien chez les animaux. — D'une espèce animale à l'autre, si le type chez lequel est empruntée la préparation ovarienne diffère trop de celui soumis à l'expérience, on obtient des effets assez toxiques. Loisel[3], expérimentant chez des cobayes l'extrait ovarien de grenouille, a obtenu de l'alopécie, avec stérilité. Sur les espèces usitées habituellement dans le laboratoire (cobayes, lapines, chiennes), avec des extraits ovariens homologues, les effets obtenus sont à doses faibles ou modérées de peu d'importance. Mais si, comme l'a fait Bestion de Camboulas, on emploie une dose d'ovaire au moins égale à 4 % du poids de l'animal, des effets toxiques se produisent : engraissement, puis

[1] Pr. Mossé ; thèse de Toulouse, 1899, p. 15.
[2] *Société médicale des hôpitaux*, 7 avril 1905.
[3] Académie des sciences, 13 mars 1905.

intoxication complète avec coma et paralysie. Les femelles pleines sont plus sensibles à l'injection des produits ovariens.

Chez l'homme, les femmes malades soumises au traitement ovarien (expérience thérapeutique) ont rarement manifesté des phénomènes d'intoxication. Habituellement, les doses d'ovaire desséché, qui est la préparation courante formulée par les praticiens, sont souvent minimes. Les phénomènes notés au cours du traitement sont : l'excitation générale, l'augmentation des échanges et des oxydations, l'augmentation du taux de l'excrétion de l'acide phosphorique urinaire, parfois l'amélioration de divers symptômes morbides — rarement des vomissements, un peu de diarrhée.

Nous reviendrons sur ces effets. Un des points les plus intéressants que nous ayons à étudier est l'action de la sécrétion interne de l'ovaire sur le développement et l'état du système osseux.

ACTION SUR LE SYSTÈME OSSEUX. - Suivant qu'il y a absence des ovaires ou leur fontionnement intégral, ou suivant qu'à l'apparition de la puberté leur entrée en jeu se manifeste, il semble que leur sécrétion interne ait une action incontestable sur le développement squelettique. D'une façon générale, d'ailleurs, la glande génitale, mâle ou femelle, influe profondément sur l'état du système osseux. L'étude de ces rapports génito-squelettiques a été surtout faite chez des mâles et en ce qui concerne la fonction testiculaire[1]. Et

---

[1] On consultera utilement à ce sujet les travaux de Lortet (de Lyon); allongement des membres inférieurs dus à la castration (Analyse *in* Arch. d'anthrop. crim., juillet 1896) ; Loisel, *Revue de l'Ecole d'anthrop.*, Paris, oct. 1903); Richon et Jeandelize (Soc. de biol., 1905); Launois et Roy (Soc. de biol., 10 janv. 1903) ; Capitan (Soc. de biol., 23 janv. 1903) ; A. Poncet (*id.*), les thèses de Roy (Paris, 1903) et de Maisonnave (Lyon, 1903).

voilà que nous retrouvons ici encore une fois cet important problème de la solidarité fonctionnelle des glandes internes. En effet, comme il ressort des travaux et des expériences sur l'animal faites par Gaëtano Fichera [1], la glande hypophysaire, organe qu'on savait déjà hypertrophié dans l'acromégalie et le gigantisme, s'hypertrophie, paraît-il, aussi après la castration ; en même temps, le système osseux s'accroît démesurément si la castration est pratiquée à un âge où les cartilages juxta-épiphysaires le permettent encore. Chez les acromégaliques, enfin, on a récemment signalé des troubles multiples ressortissant à diverses glandes internes parallèlement atteintes ; on a vu chez eux des lésions des glandes génitales. Il nous apparaît donc, en résumé, que l'infantilisme, le nanisme et le gigantisme sont des dystrophies osseuses relevant de troubles complexes sécrétoires des glandes internes ; souvent ces dystrophies sont à point de départ génital. Nous avons fait une légère digression sur ce sujet intéressant ; retournons maintenant à l'ovaire et à son action sur le système osseux. Chez la femme, l'infantilisme a aussi paru souvent causé par l'aplasie génitale ou l'absence des ovaires ; la castration précoce semble déterminer une inégalité de développement des éléments squelettiques ; si les membres inférieurs peuvent s'accroître par trop en longueur, d'autres segments osseux sont rapetissés en proportion, le crâne a des diamètres moindres. Il faut bien, en dernière analyse, rapporter au tissu génital ces phénomènes de corrélation.

La composition chimique des os, des dents même, semble varier aussi sous l'influence fonctionnelle de l'ovaire.

---

[1] *Il Policlinico* ; *Sezione chirurgical*, An. XXII, fasc. de juin et juillet 1905 (Analysé in *Revue de Neurologie*, 1905, page 1032). « Sur l'hypertrophie de la glande pituitaire consécutive à la castration. »

Chez une femme ayant subi la castration, Galippe[1] a vu des lésions dentaires anormales (couleur jaunâtre et état friable rappelant le pain d'épice, etc.); il a établi un rapport entre la castration subie par sa malade et l'altération chimique du tissu dentaire qu'elle a présentée par la suite.

Mais il est une affection osseuse presque spéciale à la femme, l'ostéomalacie, pour laquelle l'action de la sécrétion interne de l'ovaire a été mise en avant; les théories qui invoquent l'action ovarienne sur le système osseux expliquent assez le mode de production de cette curieuse maladie. Malheureusement, elles ont contre elles les expériences récentes de transmission de l'ostéomalacie animale expérimentale par l'inoculation (Charrin); contre elles aussi les observations de Senator, qui donna avec succès de l'ovaire à ingérer à ses malades atteintes d'ostéomalacie. Mais, comme le fait si justement remarquer Pr. Mossé[2], ce dernier fait n'est pas une objection à la théorie ovarienne : « Il n'était même pas irrationnel », dit-il, « de vouloir substituer à la sécrétion interne d'ovaires malades, — puisque c'est là qu'on place le point de départ de cette affection, — la sécrétion d'ovaires doués de toute leur intégrité physiologique ». — Donc, les théories ovariennes (de Fehling, Kehrer, Curatullo et Tarulli), invoquées pour expliquer la production de l'ostéomalacie, sont basées sur ce fait : l'ovaire (par viciation sécrétoire ou par hyperovarisme, retentit sur la composition chimique des os. Les faits qui militent en faveur de cette action de la glande génitale femelle sur l'os sont les suivants :

1° Des femmes ostéomalaciques ont été améliorées par la castration ;

[1] Galippe ; Société de stomatologie, 16 mars 1903.
[2] Thèse citée, page 120.

2° La castration expérimentale produit la rétention du phosphore.

Cependant, ce taux de l'élimination phosphorée que Curatullo et Tarulli ont vu abaissé chez la chienne dans leurs expériences, Mossé l'a vu augmenté dans les siennes[1].

Les théories ovariennes de l'ostéomalacie avancent ces deux hypothèses dont la seconde paraît mieux fondée que la première : a). Par son fonctionnement exagéré l'ovaire engendre la résorption des sels de chaux (Fehling). — b) Sa secrétion interne en excès amène (pour Curatullo et Tarulli) une désassimilation phosphorée intense, qui cesse avec la castration chirurgicale. Chez la femme ostéomalacique l'ovaire semble par cette désassimilation empêcher la fixation de l'acide phosphorique sur les sels de calcium et de magnésie, fixation indispensable normalement à l'intégrité de l'os. La castration rétablit cette fixation.

A l'appui de cette théorie pathogénique, il faut signaler ce fait capital, à savoir que l'opothérapie ovarienne, expérimentale ou thérapeutique, augmente le taux de l'excrétion phosphorée (Gomès).

La sécrétion urinaire après la castration, au cours de l'opothérapie ovarienne. — Nous n'entrerons pas dans le détail des analyses urinaires multiples faites à ce sujet, tant sur des femmes privées de leurs ovaires, sur des malades soumises à l'ovariothérapie, que sur des animaux de laboratoire. Qu'il nous suffise de savoir que chez les sujets dépourvues de leurs ovaires l'excrétion phosphorée est la plupart du temps diminuée. Ce fait a été bien mis en lumière par Curatullo et Tarulli. Seul Mossé (de Toulouse) l'a trouvée augmentée chez ses chiennes. Mêmes divergences se retrou-

---

[1] *Ibidem*, page 45.

vent sur l'état quantitatif de cet élément dans les urines des animaux expérimentalement soumis à la médication ovarienne. Les travaux de Curatullo et Tarulli, ceux de Gomès [1] ont montré que l'ingestion d'ovaires amène une augmentation notoire du taux de l'acide phosphorique urinaire. Mossé est d'un avis opposé. Nous donnerons ici les résultats obtenus par Gomès chez des lapines :

*Influence de l'ovarine sur l'élimination urinaire de l'anhydride phosphorique :*

|  | Lapine A | Lapine B |
|---|---|---|
| Avant la castration.......... | o gr 35 | o gr 35 |
| Après la castration.......... | o gr 20 | o gr 16 |
| Pendant le traitement ovarien. | o gr 40 | o gr 35 |

De même que chez les animaux de laboratoire soumis à la médication ovarienne, on peut voir habituellement augmenter dans les urines le taux de l'excrétion de l'acide phosphorique, de même c'est maintenant un fait d'observation acquis que les malades soumises à ce traitement présentent le même accroissement du phosphore en élimination par la sécrétion urinaire. Gomès, qui a pu comparer les taux d'excrétion phosphorée chez deux femmes soumises au traitement ovariothérapique dont l'une avait subi une castration bilatérale et l'autre seulement une castration unilatérale, a vu chez la première la quantité d'acide phosphorique éliminé être presque doublée sous l'influence de la médication, et chez la seconde a noté une augmentation sensible de ce même taux d'excrétion.

L'urée et l'azote total ne semblent pas enfin être sensiblement modifiés par ces deux facteurs : castration et ingestion

---

[1] Gomès ; thèse de Paris, 1898 (voir Index bibliogr.).

d'ovaires (d'après Gomès). Mais Senator et après lui Parrhon et Papinian ont observé à la suite du traitement ovarien une augmentation notable du taux de l'urée.

GREFFE OVARIENNE. — Il existe quelques observations de greffes ovariennes chez la femme. Ces interventions, dirigées quelquefois contre des troubles d'insuffisance ovarienne, ont paru suivies de succès dans certains cas. Elle sont la meilleure démonstration de la réalité de la sécrétion interne de l'ovaire. Souvent aussi ces greffes ont été faites chez des animaux de laboratoire (Knauer). Moriss, Glass, Brennan (voir l'Index bibliogr.), ont fait la transplantation ovarienne; souvent en deux temps, elle était alors indiquée pour pallier à des troubles d'insuffisance ovarienne, suite d'ovariotomie. Brennan, au Canada, l'a faite extemporanément chez une jeune fille épileptique. En somme, les observations touchant ce sujet, et qui pourraient permettre d'apporter quelque appoint à la connaissance de la sécrétion interne de l'ovaire, manquent.

Nous avons vu précédemment quelques effets importants de la fonction interne de l'ovaire, il en existe d'autres encore :

Le sang menstruel élimine de l'arsenic, et si, comme on l'admet, l'ovaire a des relations intimes avec la fonction menstruelle, la tient sous sa dépendance, nous voyons qu'indirectement l'ovaire a une action sur l'élimination de l'arsenic.

Si la diminution de l'excrétion phosphorique urinaire après la castration s'enregistre par l'analyse des phosphates, il faut savoir aussi que parmi les phosphates c'est surtout sur les phosphates calciques qu'elle porte : Donc action aussi de l'ovaire sur le calcium. Au reste, Fehling ne fonde-t-il pas sa théorie trop absolue de la pathogénèse de l'ostéomalacie sur la déperdition calcique par hyperfonctionnement de l'ovaire.

D'autre part, la seule présence du tissu génital femelle influence favorablement les glandes mammaires ; l'instauration ovarienne qui marque la puberté coïncide avec le développement des seins. Nous ne faisons que signaler l'action de cette même présence de l'ovaire sur la voix, le mode de respiration, l'intelligence, le caractère, la sensibilité. Ici ce serait refaire toute la psychologie si particulière de l'individu à type féminin. Enfin, on a attribué aussi à l'influence de la sécrétion interne de l'ovaire la production de l'instinct sexuel. Notons cependant que des statistiques ont été établies pour connaître l'état des appétits sexuels chez les femmes ayant subi l'ovariotomie et que ceux-ci ne paraissent, en fin de compte, pas diminués de beaucoup.

Pour clore cette étude de la sécrétion interne de l'ovaire, et pour être complet, il nous faudrait étudier encore les relations qui l'unissent à la fonction menstruelle. Depuis Fédoroff (1896), qui voulait que l'ovaire sécrétât une diastase provoquant les règles, la question a progressé. Les multiples théories émises sur les rapports de l'ovaire et de la menstruation ont fait place à des vues plus modernes ; actuellement le phénomène menstruel est considéré comme une toxémie qui trouve son émonctoire au niveau de l'utérus. L'organisme expulse une certaine quantité de sang ; il se débarrasse ainsi du produit toxique qui l'a vicié au moment où se faisait la sécrétion ovulaire fonction externe de l'ovaire). Ces deux phénomènes sont bien contemporains. La menstruation coïncide avec une viciation de la masse sanguine qui est périodique et se fait à chaque excrétion d'ovule. D'autre part, Keiffer a bien mis en lumière les faits d'auto-intoxication menstruelle qu'il compare aux auto-intoxications d'ordre rénal ou hépatique. Les règles se font bien à l'occa-

sion d'une intoxication sanguine contemporaine d'une des
fonctions de l'ovaire (sécrétion ovulaire). Mais quel est le
rapport exact qui unit la menstruation à la sécrétion interne
de l'ovaire? C'est ce que nous ne savons pas encore; c'est
peut-être ce que de futures recherches nous montreront
plus clairement. En tout cas, puisque nous savons déjà que
les règles sont intimément liées à la seule présence de l'ovaire,
nous ferons comme la plupart des auteurs, nous les consi-
dérerons aussi comme liées à la sécrétion interne de l'ovaire,
fait encore du domaine de l'hypothèse. C'est pourtant sur ce
signe indirect : absence des règles, qu'on se base la plupart
du temps quand il y a aménorrhée essentielle primitive,
pour porter le diagnostic d'insuffisance ovarienne. Rien de
plus juste, mais remarquons bien qu'on admet ainsi une
vérité qui n'est pas démontrée. Cependant l'étude de l'état
des menstrues nous guidera bien souvent pour nous assurer
de l'intégrité du fonctionnement interne de l'ovaire. Et la
première question qu'on pose à une malade est celle-ci :
Etes-vous bien réglée?

Enfin la menstruation, preuve physiologique du fonctionnement adulte de l'ovaire, marque, par sa présence et ses
caractères, les différentes étapes de la vie génitale de la
femme, de la puberté à la ménopause.

Nous reviendrons, du reste, maintes fois, au cours de
cette étude sur ces rapports de la menstruation et de la
fonction interne de l'ovaire, à propos surtout des troubles
psychiques et nerveux menstruels et des troubles ménopausiques.

Enfin, l'analyse systématique des symptômes morbides
que présentent, par la suite, les femmes soumises à l'ovariotomie double permet d'avancer la preuve de ce fait déjà
évident : l'ovaire possède une sécrétion interne, la disparition de celui-là entraîne l'absence de celle-ci. Nous savons,

à l'heure actuelle, diagnostiquer l'insuffisance ovarienne. On peut même dire qu'il est plus facile de connaître la sécrétion interne de l ovaire par l'absurde, que par l'observation physiologique positive ; les perturbations fonctionnelles de l'ovaire nous sont encore plus familières que la connaissance exacte de ces phénomènes si délicats : les propriétés normales de la sécrétion interne. Cette étude des viciations et des insuffisances ovariennes, nous la reprendrons plusieurs fois dans le cours de ce travail, nous occupant cependant plus particulièrement des symptômes psychiques et nerveux qui en sont la manifestation fréquente.

III. **Principe chimique de la sécrétion interne de l'ovaire.** — La même substance à effets dynamogènes et toniques expérimentaux, la même substance, disons-nous, que Poehl avait retirée du suc testiculaire, a été retrouvée à quelque chose près dans le suc ovarien. C'est la spermine de Poehl. Celui-ci (cité par Lebreton,[1] pense que cet alcaloïde est sécrété aussi bien par le testicule que par la glande femelle. Souvent l'analyse du suc ovarien a été faite ; les résidus chimiques de la glande, privée de son substratum organique, sont formés, quelques sels mis à part, par une substance chimiquement comparable à la spermine de Poehl, insoluble dans l'alcool, à réactions identiques. D'autre part, la formule donnée de la spermine des glandes génitales mâles est identique à celle de la pipérazine. Les deux substances diffèrent, mais sont, comme on dit, isomères. C'est sur cette isomérie que Dalché se base quand il propose l'administration de la pipérazine aux jeunes filles atteintes de déviations vertébrales (Dalché rattache, en effet, les déviations osseuses et aussi le rhumatisme osseux chronique de la femme à une

[1] Thèse de Paris, 1899.

dystrophie ovarienne). Cependant, en ce qui concerne la spermine extraite du suc orchitique, il a été démontré que cette substance extractive n'était pas l'agent véritablement actif de la sécrétion interne du testicule. (Si l'on soumet de jeunes lapins à l'opothérapie orchitique, leur croissance est ralentie, la spermine isolément n'a aucune influence sur le développement osseux des animaux soumis à l'expérience [1].) Pour l'ovaire, l'examen chimique des résidus retirés de l'extrait de l'organe paraît ne devoir donner aucun enseignement utile ; on trouve une substance analogue à la spermine, dont on connaît assez mal les caractères différentiels. D'ailleurs, actuellement, l'étude du principe ou des principes actifs de la sécrétion ovarique ne semble préoccuper que secondairement les auteurs qui s'attachent à la connaissance du rôle interne de cette glande.

IV. **Sécrétion interne et corps jaunes.** — Comme il est évident que la structure de l'ovaire est d'une complexité grande, il était naturel qu'on s'attachât à connaître la partie exacte de cet organe qui donne naissance à la sécrétion interne. Prenant, le premier, dans un travail qui a pour titre : « Valeur morphologique, action physiologique et thérapeutique possible du corps jaune » [2], considéra le corps jaune ovarien comme un véritable organe à sécrétion interne. Depuis, du reste, l'étude des corps jaunes faux dits de menstruation et du corps jaune vrai de la grossesse a été précisée [3] et leur valeur physiologique est mieux connue. Ils tiennent une place importante dans la physiologie génitale ; plusieurs auteurs ont récemment tout à fait étudié ces

---

[1] L. Dor, J. Maisonnaye et R. Monziols. — Monziols (Thèse de Lyon, 1905).

[2] *Revue médicale de l'Est,* juillet 1898 et *Revue générale des Sciences,* 30 août 1898.

[3] Cf. Rieffel (article de) *in* Traité d'anatomie de Poirier, t. V.

petits organes comme étant autant de véritables glandes closes fonctionnant successivement dans l'ovaire. Aux idées de Prenant, Lebreton s'était rattaché [1]; il fit le premier l'expérience thérapeutique de l'opothérapie ovarienne par le corps jaune. Belloy, Keiffer, Sobotta et Mathias Duval, dont Lebreton fait connaître l'opinion émise dans un de ses cours, sont aussi d'avis que le corps jaune est véritablement l'organe de la sécrétion interne ; la substance active dans la médication banale ovarienne est dérivée du corps jaune (M. Duval). Pour Lebreton, le corps jaune, glande temporaire, est très comparable au thymus. Enfin dernièrement Fraenkel [2] a fait sur les corps jaunes de nombreuses expériences de laboratoire et a tenté l'opothérapie exclusive par l'extrait isolé de ces petits organes. Ses conclusions sont les suivantes : Chez la lapine, le corps jaune agit sur la nutrition de l'utérus et sur le développement de l'œuf ; chez la femme, les atteintes portées à l'intégrité du corps jaune influencent la fonction menstruelle à venir et peuvent la supprimer [3]. En résumé, la théorie du corps jaune, déjà basée sur quelques faits, est très acceptable, mais les appli-

---

[1] Lebreton, Société de Biologie (1899) et Thèse de Paris (1899).

[2] Fraenkel ; *Archiv. für Gynäkologie*, 1903.

[3] De même la sécrétion interne de la glande génitale mâle a été localisée récemment par Ancel et Bouin à une partie distincte du testicule, à un groupe de cellules interstitielles histologiquement définies et qualifiées par ces auteurs : glande interstitielle du testicule. Ils admettent aussi, contrairement à l'ancienne opinion de Brown-Séquard, que dans l'organisme mâle, la fonction testiculaire interne n'est pas imputable au testicule tout entier, mais seulement à l'activité propre de la glande interstitielle.

Voir sur cette question les communications de Bouin et Ancel à la Réunion biologique de Nancy (novembre et décembre 1903 ; mars 1905). — Séances de l'Académie des Sciences (janvier et février 1904 ; janvier 1906); *Journal de physiologie et de pathologie générale* (15 novembre 1904). — Les communications de Loisel à la Société de Biologie (1904); un article de Rabaud (Archives générales de médecine, 1904), la thèse de Dupré (Paris, 1905), etc...

cations thérapeutiques qu'elle a suscitées, nous voulons dire l'opothérapie ovarienne par le corps jaune, sont encore sujettes à caution ; il faut considérer ce dernier mode de traitement comme difficile à réaliser pratiquement.

Nous venons de passer en revue les phénomènes permettant de conclure que l'ovaire possède réellement une sécrétion interne. Nous allons, dans le chapitre qui suit, envisager les corrélations de l'ovaire avec quelques autres glandes internes et surtout la glande thyroïde. Et ce chapitre a son utilité, ne serait-ce que pour mieux comprendre les relations pathogéniques de la maladie de Basedow avec l'appareil thyro-ovarien.

# CHAPITRE II

## La fonction interne de l'ovaire (*suite*)

I. Nous avons montré comment d'une manière générale l'ovaire agissait sur l'organisme par sa sécrétion interne. Nous avons partout conservé ce terme de *sécrétion interne*. Evidemment il faut admettre, comme le veut Pierre Delbet, « que la sécrétion interne n'est qu'un des modes de la corrélation ». Toutefois, sans vouloir jouer sur les mots ni en faire une question de pure terminologie, nous admettrons que le terme *corrélation* peut s'appliquer à d'autres propriétés physiologiques internes de l'ovaire, plus particulières, et assez définies. Nous pensons que ce terme corrélation, qui d'ailleurs a fait fortune, doit être réservé à une série d'actions physiologiques autres des glandes internes. A notre avis, cette appellation ne saurait mieux s'appliquer (on l'a du reste déjà fait communément) qu'à l'action spéciale et élective d'une glande interne sur quelque autre organe défini. On peut appeler corrélation psycho-ovarienne l'action particulière de la glande génitale femelle sur les fonctions psychiques (cerveau). D'autre part, il est reconnu que les glandes internes ont des actions réciproques entre elles (action thyro-ovarienne, par exemple). Nous étudierons ici les corrélations de l'ovaire avec la thyroïde, le thymus, l'hypophyse. Et ces notions pour la plupart imprécises de physiologie vont nous aider à mieux connaître la fonction interne.

Nous envisagerons tour à tour, dans l'étude des corrélations de l'ovaire avec d'autres glandes internes, deux ordres de phénomènes, en nous éclairant des faits pathologiques :

*a*) les phénomènes de suppléance ;

*b*) les phénomènes d'antagonisme ;

qu'on peut d'ailleurs grouper sous une même parenthèse : l'action réciproque.

II. Mais avant d'étudier ces corrélations ovariennes, disons très vite que ces phénomènes ne sont que des cas particuliers d'une loi générale et sur laquelle on a déjà plusieurs aperçus : toutes les glandes à fonction interne sont solidaires ; toute dysharmonie qui altère cette solidarité fonctionnelle (par altération de l'une) retentit sur l'état et l'activité des autres.

H. Claude[1] a montré la parenté qui unit les trois glandes vasculaires sanguines à pouvoir antitoxique : l'hypophyse, la thyroïde, les capsules surrénales ; selon lui, ce lien peut être mis en relief dans quelques observations d'épilepsie et de tétanie. Les corrélations fonctionnelles des glandes internes ressortent nettement aussi de l'analyse de certains faits d'observation clinique ou expérimentale :

Dans l'acromégalie provoquée chez l'animal par lésion de l'hypophyse, on a vu, par exemple, une suppléance par la thyroïde se manifester. Caselli[2] a signalé les rapports fonctionnels de la glande pituitaire avec l'appareil thyroparathyroïdien. Roussy et Gauckler[3] ont noté dans un cas d'acromégalie la participation (lésions associées) de toutes les glandes vasculaires sanguines. Fraikin[4] a signalé la coexis-

---

[1] Société de Biologie, 28 oct. 1905.

[2] *Rivista sperimentale di Frenatria*, juillet 1900.

[3] Société de Neurologie de Paris. Séance du 2 mars 1905 (Cf. *Rev. de Neurologie*, 1905, p. 356).

[4] Journal de médecine de Bordeaux, 31 juillet 1898.

tence de l'acromégalie avec un goître exophtalmique. Modena,
Ponfick, Burchard, ont vu l'acromégalie jointe au myxœdème.
Gilbert Ballet et Laignel-Lavastine [1] ont vu à l'autopsie d'une
acromégalique de 72 ans, des lésions indiscutables d'hyperplasie glandulaire au niveau de la pituitaire, de la thyroïde
et des surrénales. Gilbert Ballet [2] encore a rapporté l'observation d'une jeune fille de 19 ans, chez laquelle l'existence
du gigantisme et d'un goître exophtalmique permettait
d'admettre selon lui une lésion à la fois hypophysaire et
thyroïdienne. Enfin, le diabète a été maintes fois signalé
chez des acromégaliques. Alfred Gordon l'a vu aussi compli-
quer deux fois le myxœdème chez des enfants. Il est aussi
banal d'enregistrer la glycosurie au cours de la maladie de
Basedow. A des autopsies de myxœdémateux, on a trouvé
de l'hypertrophie du thymus et de la pituitaire. De même
chez des addisoniens, Pansini et Benenati [3] ont noté la
reviviscence du thymus avec hypertrophie hypophysaire et
thyroïdienne. Enfin Lorand, qui a donné avec succès du
sérum ou du lait d'animaux éthyroïdés à douze diabétiques
gravement atteints, a signalé à la Société de Biologie [4] les
relations (antagonisme) qui lient le pancréas à la glande
thyroïde. D'après lui, la sécrétion des îlots de Langerhans
annihile des produits toxiques venus de cette glande; la
thyroïde des chiens chez qui on extirpe le pancréas est
hypertrophiée et ces animaux deviennent diabétiques.

Si nous avons pris quelques exemples empruntés à l'étude
de l'acromégalie, c'est que nous allons retrouver bientôt les
relations qui unissent cette curieuse affection au fonctionnement de l'appareil génital. En tout cas, cette série de faits

[1] Société de Neurologie de Paris, 9 juillet, 1904 (Cf. *R. Neur.*, 1904, p. 793).
[2] *Ibid.*, séance du 12 janv. 1905.
[3] *Il Policlinico*, Roma, 5 avril 1902.
[4] Séance du 19 mars 1904.

était à rapprocher de l'étude de la corrélation thyro-ovarienne, que nous allons faire.

III. Les premiers auteurs qui abordèrent la question des
corrélations de l'ovaire avec la glande thyroïde le firent en
recherchant l'effet des produits thyroïdiens sur les organes
génitaux de la femme  Jouin [1], dès 1895, s'attache à mettre
en relief l'action spécialement hémostatique de la médication thyroïdienne, dans tous les cas d'hémorragie d'ordre
utéro-ovarien. Il cite sur ce sujet le mémoire de Hertoghe
(d'Anvers) [2] présenté à l'Académie de médecine de Belgique
et ayant pour titre : « *De l'influence des produits thyroïdiens
sur les organes génitaux pelviens et les glandes mammaires de
la femme. Applications à la thérapeutique gynécologique.* »
Cet auteur [3] avance : « Toutes les métrorragies, quelles
qu'elles soient..., sont heureusement influencées par la
thyroïdine .. Il y a lieu d'administrer ce produit aux nourrices dont la lactation périclite, et particulièrement aux
nourrices menstruées dont il supprime les règles. » Jouin
rappelle aussi [4] les succès obtenus quelquefois chez des basedowiennes avec la médication ovarienne, les bons résultats
obtenus de même chez des malades atteintes d'affections
utérines, avec aménorrhée ou dysménorrhée et troubles nerveux concomitants. « Ainsi nous appuyant », dit-il, « d'une
» part sur les heureux effets des extraits thyroïdiens dans
» le cas d'affections congestives, d'autre part sur l'influence

[1] Société obstétricale, avril 1895 : Pathologie utérine et maladie de Basedow.
Même Société, juillet 1895. Mémoire au Congrès de Carthage, avril 1896. Art.
in *Revue de psychiatrie,* n° 23, p. 323, 1896: De l'hystothérapie appliquée à la
maladie de Basedow et aux troubles fonctionnels du système génital féminin et
particulièrement de la médication par le tissu ovarien.

[2] Jouin ; Art. in *Revue de psychiatrie,* 1896, p. 323 et suiv.

[3] Hertoghe ; Cité par Jouin. *Ibid.*

[4] *Ibid.*

» salutaire des extraits ovariens chez les malades insuffi-
» samment menstruées, pouvons-nous, dès à présent, poser
» les conclusions suivantes :

« Les troubles généraux observés dans les maladies de
» l'utérus paraissent présenter avec les fonctions du corps
» thyroïde et de l'ovaire des rapports que confirment l'expé-
» rimentation, la clinique et la thérapeutique.

» Ces désordres sont déterminés dans un certain nombre
» de cas — par un travail exagéré de la glande thyroïde —
» par un travail insuffisant de la glande ovarienne — ou par
» les deux conditions réunies.

» Mais plus souvent c'est — à l'hypothyroïdation — à
» l'exagération des congestions de l'ovaire — ou à ces deux
» éléments agissant d'une façon simultanée, qu'il faut savoir
» les rapporter.

» Hyperfonction de la thyroïde, hypofonction de l'ovaire
» dans un cas.

» Hyperfonction de l'ovaire, hypofonction de la thyroïde
» dans l'autre. »

Et voilà nettement posé par Jouin cet important problème
des corrélations thyro-ovariennes. Peu d'auteurs ont à cette
époque aussi clairement que lui défini cet équilibre fonctionnel, dont la stabilité peut être rompue par une cause inter-
currente. Mais alors une des deux fonctions internes de ces
deux glandes acquiert aussitôt une valeur pathologique.
« Expliquons notre pensée », poursuit Jouin, « le corps thy-
» roïde présente une sécrétion exagérée, l'ovaire fonctionne
» normalement, la femme devient malade, mais moins que
» si le travail de l'ovaire était encore diminué. Exagérons
» l'imprégnation ovarienne en lui donnant du suc de l'or-
» gane, elle retrouvera son équilibre, et, par conséquent, la
» santé.

» Ou bien encore, le corps thyroïde fonctionne d'une

» façon normale, mais l'ovaire présente une activité exagé-
» rée, l'équilibre est rompu. Administrons la médication
» thyroïdienne et les phénomènes pathologiques ovariens
» seront supprimés. »

Après avoir ainsi montré comment l'harmonie thyro-ovarienne peut être de la sorte rompue, l'Auteur classe dans la
première catégorie de faits pathologiques (hyperthyroïdation
ou hypofonction de l'ovaire) les malades atteintes de phénomènes basedowiformes, dans la seconde (hyperovarisme et
hypothyroïdation) les phénomènes congestifs utéro-ovariens
avec éréthisme et hémorragies. Les cas du premier genre
sont améliorés par l'ingestion d'ovaire, ceux du second
groupe par le traitement thyroïdien. Le symptôme obésité,
curable suivant les cas par l'une ou l'autre médication, lui
sert aussi à démontrer les relations des deux glandes internes. Selon Jouin, toujours, un autre ensemble de faits
concourt à la démonstration de l'antagonisme ovaire-thyroïde.
Il est des cas souvent observés d'atrophie utéro-ovarienne,
où l'état des organes génitaux internes se rapprochent de
l'état prépubère ou de la forme sénile, avec en même temps
aménorrhée ou dysménorrhée, aplasie mammaire et sénes-
cence des autres organes. Ces atrophies génitales, bien
étudiées par Fischer [1], sont d'origines multiples, mais généralement sont fonction d'un processus d'auto-intoxication
(addisonisme, diabète, etc...). Chez quelques malades, Fischer
a vu, c'est là le fait intéressant, cette aplasie génitale suivre
la thyroïdectomie ou coexister avec le myxœdème, le goître
exophtalmique.

Disons tout de suite, avant d'énumérer systématiquement
les faits cliniques et expérimentaux connus, qui permettent
de conclure aux corrélations fonctionnelles de l'ovaire et de

[1] Fischer, cité par Jouin. Article cité.

la glande thyroïde, que c'est en étudiant cette dernière affection, la maladie de Basedow, que la plupart des auteurs ont été amenés ainsi que Jouin à étudier l'action réciproque thyro ovarienne. C'est ainsi que, concluant après tant d'autres que l'hyperthyroïdation est le facteur le plus admissible de la maladie de Basedow, Charles Tillé[1], dans un chapitre de sa thèse, part « à la recherche de l'hypothyroïdation » ; pour ce, il étudie les organes antagonistes de la thyroïde : l'ovaire et le thymus. Il propose, après Moreau, l'opothérapie ovarienne ou encore l'opothérapie thymique (suivant Bienfait, de Liège), dans le traitement de cette affection. Nous verrons ailleurs que cette question du traitement a progressé et qu'on en est actuellement à l'administration de produits empruntés à des animaux éthyroïdés. Reconnaissons à Tillé le mérite d'avoir mis en lumière le rôle antagoniste de l'ovaire et du thymus vis-à-vis de la glande thyroïde.

Depuis, la question des corrélations thyro-ovariennes a été plusieurs fois agitée ; en somme, les auteurs alignent les faits qui permettent de consolider leurs hypothèses, souvent contradictoires. Se sont tout spécialement occupés de ces questions : Gomez Ocana[2], Fischer, Lange, Freund, Latzko, Drago[3], Hertoghe, Frascali, Blondel, C. Parhon et M. Goldstein. Déjà en février 1903, ces deux savants roumains, dans une communication à la Société de Biologie, s'efforcent de prouver qu'il y a entre la thyroïde et l'ovaire une sorte d'antagonisme ; pour ce faire, ils

---

[1] Ch. Tillé ; Les Traitements opothérapiques de la maladie de Base low. Thèse de Paris, 1901.

[2] Gomez Ocana ; Association fonctionnelle entre le corps thyroïde et les testicules ou l'ovaire ; *Intermédiaire des biologistes et des médecins*, n° 1, p. 25, 1899.

[3] Drago ; Contribution à l'étude de l'influence de la glande thyroïde sur la fonction sexuelle ; *Gazz. degli Osped. e delle Clinische*, p. 826, n° 79, juillet 1899.

s'appuyent sur l'étude de plusieurs accidents communs à la ménopause et à la maladie de Basedow. En 1905, ils font paraître dans les *Archives générales de médecine* une revue générale[1] qui porte « sur l'existence d'un antagonisme entre les fonctions de l'ovaire et celles du corps thyroïde ».

Dans cette étude très intéressante, les deux auteurs suivent le plan suivant : ils montrent d'abord l'influence opposée du corps thyroïde et des ovaires sur le système osseux, ensuite cette même influence réciproque sur le développement du tissu adipeux, du système pileux. Ils étudient ensuite l'action antagoniste de l'ovaire et du corps thyroïde sur l'appareil cardio vasculaire et le système nerveux vaso-moteur, sur la sécrétion sudorale, sur la sécrétion du lait. Ils démontrent enfin le rôle contraire des deux glandes dans les échanges nutritifs, le métabolisme (action sur l'excrétion de l'urée, de l'acide phosphorique, des chlorures. sur l'élimination du calcium, de l'arsenic, de l'iode). Enfin, ils analysent cette action antagoniste des deux organes dans quelques accidents pathologiques (goître exophtalmique, chlorose). Venant après ces deux auteurs, nous ne pourrions mieux faire que de mettre en évidence les éléments et les conclusions de leur important travail, qui nous a particulièrement séduit. Nous y ajouterons quelques faits connus et qui semblent contribuer à bien faire valoir les corrélations intimes, mais opposées, qui existent entre la thyroïde et l'ovaire.

Et d'abord ces deux glandes ont des rapports réciproques aux différentes étapes de la vie génitale de la femme ; la glande thyroïde et l'ovaire participent par leur fonction interne aux modifications que subit l'organisme de la jeune fille à la puberté. A ce moment, de même que l'ovaire entre

---

[1] In *Arch. générales de médecine*, n° 3, 1905, pp. 142 à 157. On trouvera dans ce travail une bibliographie très complète de la question.

en fonctions, la thyroïde est souvent de son côté en état d'hypertrophie. Cette hypertrophie est extérieurement traduite par une augmentation de volume du cou. Il est d'usage, quand on décrit les manifestations pubérales, de citer l'épigramme de Gœthe d'une mère à sa fille : « Tranquillise-toi, ma fille. Vénus t'a touchée de sa main et t'annonce que ton petit corps va bientôt être transformé. » On a comparé cette réaction extérieure au moment de l'entrée en fonctions ovarienne à celle que les glandes mammaires subissent de même. En somme cette hypertrophie thyroïdienne des jeunes filles, sans être rare, n'est pas communément enregistrée[1]. D'après Müller, il est fréquent, en cas de goître, d'en voir l'apparition coïncider avec les premières règles ; on a fait la même observation en ce qui concerne le goître exophtalmique. En définitive la glande thyroïde paraît réagir à la puberté spécialement.

En période de grossesse, au moment où l'ovaire peut être considéré comme étant en ralentissement physiologique, la thyroïde aussi s'hypertrophie. L'accroissement de cette glande, mentionné déjà par bien des accoucheurs, a été spécialement étudié par Lange dans ses *Rapports de la glande thyroïde avec la grossesse*; 1899 ». Il l'a rencontré environ 100 fois sur 130 femmes examinées. L'accouchement fait, la glande regresse. Si, d'après Lange, au cours de sa grossesse une femme à corps thyroïde volumineux est soumise à l'opothérapie thyroïdienne, la glande diminue. Il considère cette hypertrophie comme une réaction de défense utile pour parer à l'auto-intoxication qui survient pendant la gestation. Un véritable goître simple (De Burine),

---

[1] L'augmentation du volume de la thyroïde se voit chez les jeunes mariées ; Malgaigne décrit le procédé qu'emploient les matrones pour mesurer la circonférence du cou chez les nouvelles épousées avant et après leurs noces.

le goître exophtalmique, peuvent apparaître au cours de la grossesse. Tout l'appareil thyro-parathyroïdien même entre utilement en suractivité (Vassale a montré comment l'insuffisance parathyroïdienne était liée à l'éclampsie). Au reste, l'exaltation de l'activité thyroïdienne est si réelle que les femmes présentant des signes d'hypothyroïdie avant leur grossesse, sont alors améliorées; cette amélioration persiste pendant le cours de l'allaitement.

En période menstruelle, on observe quelquefois une augmentation de volume du corps thyroïde. Le goître exophtalmique s'est, dans certains cas, développé à une époque de menstruation troublée ; de même le goître chirurgical. Avant tout, la sécrétion thyroïdienne semble agir sur l'écoulement menstruel. Bien que Glynn ait, dans certaines circonstances, préconisé l'extrait thyroïdien comme emménagogue, il semble hors de conteste que normalement et sans altération fonctionnelle le corps thyroïde soit apte à supprimer la sécrétion menstruelle. L'opothérapie thyroïdienne à dose appropriée entrave la menstruation (Blondel, Jouin). Si la thyroïde est physiologiquement insuffisante, il survient, d'après Roume, une véritable hémophilie générale dysthyroïdienne et la fonction menstruelle chez les hypothyroïdées est caractérisée par de la dysménorrhée et des ménorragies (hémorragies utérines des myxœdémateuses).

Enfin, d'après Parhon et Goldstein, la ménopause s'accompagne aussi fréquemment d'une hypertrophie de la glande thyroïde.

Selon eux toujours, le corps thyroïde augmente de volume et il se produit des signes d'hyperthyroïdisme quand les ovaires cessent ou ralentissent leurs fonctions (expériences de Cecca). Cet auteur [1] a rapporté le résultat de ses recher-

---

[1] Cecca ; cité par P. et Golds. Cf. *Presse Médicale,* 1904, p. 341-342.

ches sur les *Glandes à sécrétion interne étudiées au point de vue chirurgical*. Après la castration ovarienne ou testiculaire, on trouve de l'hypertrophie thyroïdienne (augmentation de la matière colloïde des vésicules) et de l'hyperplasie des surrénales. Les parathyroïdes, le thymus et l'hypophyse (?) ne sont pas modifiés. Donc, expérimentalement, la thyroïde semble en suractivité quand les ovaires manquent. Enfin, après la castration chirurgicale chez la femme, on a vu quelquefois le syndrome de Basedow prendre naissance.

Par contre, il est intéressant de noter les modifications ovariennes qui font suite à la thyroïdectomie. Ceni (expériences sur des poules) [1] a constaté l'action néfaste de cette intervention sur leurs glandes génitales ; la faculté de procréer est, chez elles, amoindrie ou abolie. Hofmeister, chez ses lapines thyroïdectomisées, a trouvé de l'hypertrophie folliculaire des ovaires. L'absence pathologique de la glande thyroïde est en coexistence fréquente avec l'aplasie génitale; chez une fillette myxœdémateuse, âgée de 7 ans, Landau trouva un ovaire de la grosseur de celui d'un enfant de 2 ans.

C'est dans le développement du système osseux que l'ovaire et la thyroïde jouent le mieux leur rôle antagoniste. Plusieurs expériences sur des animaux l'ont démontré. Mais on a surtout recherché les modifications squelettiques chez des mâles. La double méthode suivie a consisté à faire des thyroïdectomies et des castrations isolées et à noter les changements squelettiques consécutifs. Hofmeister a vu, chez des lapins thyroïdectomisés, des arrêts de développement osseux remarquables. La castration exagère l'augmentation en longeur des membres inférieurs. En thèse générale,

---

[1] Ceni ; Effets de la thyroïdectomie sur le pouvoir de procréation et sur les descendants. *Rivista sperimentale di Frenatria,* fasc. 4, 1903, analysé in *R. de Neurologie,* p. 129, 1904.

la sécrétion thyroïdienne préside à l'accroissement du tissu osseux et celle de l'ovaire a une action d'arrêt sur le développement squelettique. A la puberté, l'activité plus ou moins grande de l'ovaire détermine le ralentissement de la croissance plus ou moins rapide. Les individus à puissance sexuelle précoce restent de taille petite ; les géants ont souvent une puissance génitale nulle ou limitée. Parhon et Goldstein rangent à côté de semblables faits : l arrêt de l'ossification chez les myxœdémateux, les bienfaits que ceux-ci retirent à ce sujet de l'opothérapie thyroïdienne. La théorie génitale de l'ostéomalacie et les améliorations que donne la castration dans cette maladie sont à ranger à côté des observations qui précèdent. Enfin, une preuve éclatante de l'action ostéogénique de la sécrétion thyroïdienne peut être tirée du traitement heureux des fractures non consolidées [1] par les produits thyroïdiens. En résumé, l'ovaire par sa fonction interne diminue la puissance d'accroissement de l'os ; la glande thyroïde a un rôle opposé.

D'après Parhon et Goldstein, sur le *tissu adipeux* l'antagonisme ovaire-thyroïde est évident. La glande thyroïde restreint sa production, les ovaires le favorisent. On peut, d'après eux, apporter à l'appui les faits suivants : le traitement thyroïdien diminue l'obésité ; la castration est suivie d'amaigrissement ,?), la médication ovarienne procure de l'embonpoint (chienne de Dalché et Milian). Mais, de notre côté, nous savons qu'au contraire, c'est souvent une obésité subite, une polysacie énorme que la castration ovarienne amène après elle. Il existe donc des obésités d'ordre thyroïdien et d'autres liées à l'insuffisance ovarienne. Jouin avait bien conçu les deux obésités par déficit ovarien ou thyroï-

---

[1] Gauthier (1897) ; Potherat et Tronchet, Guinard, Frassi (1899) ; Carrière et Vanverts (1900) ; Potherat (1900) ; Pizzolini (1903).

dien ; il formulait pour les unes la médication ovarienne,
pour les autres, le traitement thyroïdien. Le premier traitement convient aux femmes obèses, mal réglées, à menstruation difficile ; le second s'applique aux obèses trop
menstruées et présentant des signes de congestion utéro-
ovarienne. En résumé, l'influence de l'ovaire et du corps
thyroïde sur le tissu graisseux est tantôt opposée, tantôt de
même sens.

L'effet des sécrétions de ces deux glandes sur le développement du *système pileux* est opposé : les poils poussent
sous l'activité de la thyroïde (myxœdémateux imberbes) ;
l'activité ovarienne entrave leur poussée. Mais à la ménopause, à la castration, dans l'aménorrhée, on voit se produire un développement anormal de poils. (Parhon et Goldstein.)

Ces deux auteurs ont, sur l'action antagoniste des deux
glandes sur l'*appareil cardio-vasculaire* et le *système nerveux
vaso-moteur*, des vues particulièrement intéressantes : La
thyroïde, montrent-ils, accélère le cœur ; la tachycardie
existe dans l'insuffisance ovarienne. La glande thyroïde a un
pouvoir vaso-dilatateur cutané (rougeur et chaleur tégumentaires chez les hyperthyroïdées) ; l'ovaire agit sans doute
contrairement ; quand il cesse ses fonctions (ovariotomie,
ménopause). Le phénomène bouffée de chaleur apparaît
alors et cesse avec le traitement ovarien.

La thyroïde est-elle hyper ou hypo-tensive ? L'ovaire
paraît déterminer de l'hypotension artérielle. La question
n'est pas plus au point pour la glande génitale (voir ch. Ier)
que pour la thyroïde.

La *plasticité du sang* (Parhon et Goldstein) est diversement
modifiée par l'une et l'autre sécrétion ; elle est diminuée par
l'activité ovarienne sans doute : *menstruation*. D'autre part,
la thyroïde est hémostatique dans plusieurs cas. Jouin et

Hertoghe ont montré l'action d'arrêt qu'exerce l'opothérapie thyroïdienne dans les métrorragies, les fibromes. Combemale et Gaudier [1] ont employé avec succès cette même opothérapie dans les accidents hémophiliques. Enfin, la glande thyroïde en excès peut arrêter, comme nous l'avons vu, la menstruation.

Les myxœdémateux n'ont pas de *sécrétion sudorale*, les femmes à ovaires insuffisants ont de véritables crises de sueur. (P. et G.)

La médication thyroïdienne augmente la *sécrétion lactée;* la castration agit de même ; l'apparition des menstrues diminue la quantité de lait et le modifie. Ces faits plaident en faveur de l'antagonisme fonctionnel de nos deux sécrétions internes, mais il en est d'autres opposés, difficilement conciliables avec les précédents. Parlant enfin de l'influence thyro-ovarienne sur les mamelles, Parhon et Goldstein citent les cas pathologiques d'hypertrophie énorme des seins liés par Bouchacourt à une dystrophie génitale.

En ce qui concerne les *échanges nutritifs*, le corps thyroïde augmente les oxydations ; mais pour l'ovaire les auteurs ne s'accordent pas sur sa puissance à ce sujet. Parhon et Goldstein pensent et s'efforcent de démontrer que l'ovaire les diminue plutôt. Pour Etienne et Demange, les produits ovariens sont des oxydants manifestes, pour Curatullo aussi. — Les deux glandes semblent par contre agir parallèlement en augmentant chacune de leur côté le taux de l'élimination de *l'urée* (P. et Goldst.) On sait enfin le rôle capital joué par l'ovaire dans la *désassimilation phosphorée;* celui de la thyroïde sur le même point reste à préciser.

Par dessus tout, un fait important dans les échanges nutri-

---

[1] Combemale et Gaudier ; Opoth. thyroïdienne dans les accidents hémophiliques. — Congrès de Montpellier, 1898. — Analysé in *Revue de Neurol,*, p, 379, 1898.

tifs de la femme a été signalé par Parhon et Papinian[1], et qui relève d'une action opposée de la thyroïde et de l'ovaire : La glande thyroïde, peut-être aussi le thymus, certainement la pituitaire, favorisent l'assimilation d'une base nécessaire à l'intégrité du système osseux, le *calcium*. Au contraire l'ovaire, selon eux, provoquerait la déperdition de cette base. Et ces notions leur permettent de mieux concevoir l'effet bienfaisant de la castration chez les ostéomalaciques, par suppression de l'organe désassimilateur du calcium.

*L'iode* et *l'arsenic* qu'on trouve dans le sang menstruel sont fournis à l'organisme par l'activité thyroïdienne (P. et Goldstein).

En dernier lieu, pour ces auteurs, la rupture de l'équilibre thyro-ovarien est manifestement apparente dans quelques accidents pathologiques : la *chlorose*, la *maladie de Basedow*. Nous verrons au chapitre IV de ce travail l'importance des déterminations ovariennes dans la pathogénie du goître exophtalmique. — Pour la chlorose, l'hypothèse d'une origine génitale semblait tout à fait tombée en désuétude, lorsque l'étude des extraits d'organes et de leurs propriétés a conduit à nouveau quelques auteurs à envisager une origine ovarienne à cette maladie. Spillmann et Etienne, Demange ont pensé que l'ovaire, successeur du thymus à la puberté, avait un rôle dans l'hématopoïèse ; que son insuffisance fonctionnelle pouvait véritablement engendrer la chlorose. Ils ont, avec Muret, Jacobs, Carlo Fideli, essayé avec succès souvent l'opothérapie ovarienne dans ce cas. Le corps thyroïde doit cependant entrer en ligne de compte dans les vues pathogéniques. Parhon et Goldstein font

---

[1] Note relative à l'action du corps thyroïde et de l'ovaire dans l'assimilation et la désassimilation du calcium — par C. Parhon et J. Papinian — *Romania medicala*, nᵒˢ 11 et 12-1904. — Analysée in *R. Neurol.* p. 291, 1901.

remarquer chez les chlorotiques l'hypertrophie fréquente de cette glande, les succès aussi obtenus chez des chlorotiques par l'administration de l'iodothyrine ; les phénomènes basedowiens s'associent aussi à la chlorose quelquefois. Et comme dans cette affection les échanges nutritifs leur paraissent très diversement modifiés, ils avancent une conclusion éclectique : « Il nous semble probable qu'il doit exister des formes de chlorose dans lesquelles la formule du bilan nutritif est en relation avec des modifications définies dans les sécrétions internes des ovaires et du corps thyroïde, et probablement aussi avec des altérations dans les fonctions d'autres organes. »

En somme, en nous aidant de l'étude comparative si parfaite des deux auteurs roumains, nous avons pu esquisser rapidement l'action si souvent opposée de ces deux organes à fonction interne : la thyroïde et l'ovaire. Sur bien des points, la fonction thyroïdienne semble contre-balancer la fonction génitale. Des ruptures fréquentes de l'équilibre naturellement établi entre elles naissent les processus pathologiques les plus divers. L'essai tantôt de l'opothérapie thyroïdienne, tantôt de la médication ovarienne, dans une même affection, donne parfois des résultats tels, qu'on est tenté de rattacher à l'insuffisance d'une des deux glandes les accidents ainsi combattus. Mais si les produits thyroïdiens améliorent quelques basedowiennes, l'opothérapie ovarienne en soulage de son côté. Aux résultats paradoxaux d'une thérapeutique opposée, s'ajoutent encore des faits d'expérimentation ou d'observation clinique incompatibles. Et la conclusion qui s'impose est alors que l'harmonie fonctionnelle des glandes internes est un problème complexe, qu'on peut entrevoir, mais qui n'est pas solutionné. Ici, où nous n'avons étudié les corrélations et l'antagonisme de la thyroïde avec l'ovaire, que pour mieux connaître le rôle intime de celui-ci, nous n'avons soulevé qu'un des éléments du problème. A la connaissance de la fonction interne de l'ovaire se rattache encore l'étude de ses rapports avec le thymus et l'hypophyse.

IV. Le thymus, glande vasculaire sanguine, a un rôle hématopoïétique (globules blancs principalement) et sécrète un produit interne agissant sur le métabolisme. Sa sécrétion renfermerait (Marcel Marvy) une antitoxine neutralisant les toxines résiduelles de la fonction musculaire. Le thymus est important par sa durée temporaire et, sans qu'il disparaisse tout à fait, sa régression est contemporaine de la puberté. Calzolari a montré les rapports qui l'unissent à l'activité des glandes génitales mâles; Patou (expériences sur des cobayes femelles) a fait connaître les relations qui existent entre le développement de l'appareil génital femelle et la suppression expérimentale du thymus; les femelles et aussi les mâles athymés ont des glandes génitales plus lourdes que normalement. Il est d'ailleurs évident que celles-ci entrent en jeu au moment où le thymus régresse. On a pensé avec raison que le thymus était, avant l'apparition pubérale de la fonction interne de l'ovaire, l'organe antagoniste du corps thyroïde (Blondel, Bienfait (de Liège), Tillé). Et c'est pourquoi nous verrons l'opothérapie thymique être conseillée dans la maladie de Basedow au même titre que l'opothérapie ovarienne. Si l'ovaire a été accusé de provoquer l'ostéomalacie, l'hyperactivité du thymus a été invoquée par Bouchard pour expliquer quelques déformations thoraciques de la jeune fille; l'alimentation thymique chez les chiens a provoqué du ramollissement osseux (Charrin). En résumé, le thymus est considéré par quelques-uns comme l'homologue de l'ovaire avant la puberté; cette parenté d'action était à signaler.

Enfin la glande hypophysaire semble avoir un rôle opposé à celui des glandes génitales. A la castration expérimentale (Gaëtano Fichera), une hypertrophie de l'hypophyse se manifeste; Cecca la nie. Cependant les développements osseux consécutifs à la castration en général sont à rapprocher des développements osseux de l'acromégalie et du gigantisme; on connaît l'existence de l'hypertrophie hypophysaire dans ces affections. Enfin, en retour, les acromégaliques présentent des troubles d'insuffisance génitale, dans les deux sexes. La diminution ou l'abolition des fonctions de l'ovaire, notées dans l'acromégalie, concourent à montrer l'action contraire de ces deux glandes entre elles, l'ovaire et l'hypophyse.

*<br>* *

Nous avons terminé l'étude de la fonction interne de l'ovaire ; nous avons vu les notions imprécises qu'on possède sur son action physiologique, mais nous avons mieux compris les rapports réciproques, les corrélations de la fonction ovarienne avec quelques autres organes. Nous allons maintenant, dans les pages qui suivent, voir le rôle pathogénique de cette fonction interne de l'ovaire dans quelques maladies nerveuses et mentales. On trouvera en tête de notre travail le plan et l'ordre d'exposition suivi pour cette étude.

# CHAPITRE III

## Le rôle pathogénique de la fonction interne de l'ovaire et les maladies mentales et nerveuses liées à l'évolution génitale de la femme.

Nous connaissons l'existence de cette fonction interne de l'ovaire, et nous venons de voir que l'étude de l'action réciproque de l'ovaire, du thymus, de la thyroïde, pouvait permettre de mieux préciser le rôle exact de la glande génitale. Mais si on se place au point de vue de la pathologie générale, avec de telles données, assez vagues, on conviendra qu'il est extrêmement difficile de connaître dès à présent les réactions morbides pouvant ressortir à l'absence, à l'insuffisance, à la viciation, aux altérations de cette fonction interne de l'ovaire. Il serait prématuré de classer ces phénomènes sous des étiquettes spéciales : par exemple, on a voulu décrire un ensemble de symptômes, constituant ce qu'on a appelé l'hyperovarisme. Rien n'autorise à concevoir un tel état des fonctions de l'ovaire. Tout ce qu'on peut affirmer à l'heure actuelle, c'est qu'il existe deux ordres de faits pathologiques inhérents au fonctionnement de cette glande :

1° Des faits notoires d'insuffisance ovarienne ;

2° Des faits d'auto-intoxication génitale par viciation de la fonction interne.

On constate les premiers quand les ovaires sont supprimés par un acte chirurgical. A la ménopause, qui est la suppression naturelle des fonctions de ces organes, on voit apparaître quelques troubles qu'on peut souvent qualifier d'insuffisance ovarienne. Mais, dans tous les autres cas, si des rapports plus ou moins intimes unissent la maladie à un phénomène génital critique (puberté, fonction menstruelle, grossesse), on ne peut, qu'avec une certaine réserve, considérer les phénomènes observés comme dépendants d'une perturbation de la fonction interne de l'ovaire. Cependant, en dehors des suites de l'ovariotomie et des accidents de la ménopause, il est constant, aux différentes étapes de la vie génitale, d'observer des troubles cutanés, digestifs, cardiaques, nerveux et psychiques, qu'il faut bien rattacher à cette cause. Si l'on embrasse d'un coup d'œil d'ensemble cette évolution génitale de la femme, on est frappé de l'importance qu'ont les périodes critiques de cette évolution sur le développement et l'état intellectuels de l'individu et sur l'apparition de quelques processus pathologiques. Parmi eux les altérations fonctionnelles des centres, le trouble psychique, les symptômes d'ordre nerveux tiennent une place importante. Ce sont ces manifestations que nous allons étudier ici.

Ouvrons cependant une parenthèse : La vie menstruelle de la femme est fonction évidente de l'activité de l'ovaire ; on ne peut séparer l'étude de ces deux faits. Mais une chose déroute quand on étudie par exemple les fonctions génitales de quelques aliénées, c'est la présence fréquente d'une aménorrhée essentielle On serait tenté au premier abord de rechercher un lien de causalité entre cette aménorrhée et la maladie mentale ; mais il faut bien reconnaître que si, pour quelques-unes ce lien existe, chez d'autres le rapport est nul. L'aménorrhée primitive (aménorrhées de cause organique définie mises à part) est constatable chez des aliénées à types les plus divers, son importance nosologique est la plupart du temps négligeable.

Etudions maintenant en premier lieu les manifestations

nerveuses et psychiques qui, à la puberté, paraissent dépendre de l'activité ovarienne.

I. **Ovaire et Puberté**[1]. — A cette époque la jeune fille subit une transformation grande ; elle acquiert un corps de femme et des attributs sexuels secondaires accusés. Le développement mammaire se fait, les règles paraissent. Les facultés et les fonctions intellectuelles prennent une activité nouvelle ; l'état psychologique de la jeune fille acquiert un caractère typique particulier. Nous ne parlerons pas ici des manifestations psychiques qui sont le terme de passage de l'état d'âme d'enfant à celui de femme, ni du développement de l'instinct sexuel. Cette transformation complète coïncide avec l'entrée en fonction de l'ovaire (ovulation). Le développement cérébral est parallèle à l'activité génitale. La fonction interne du tissu ovarien, qui vient d'entrer en jeu, prend sa place dans l'économie. Elle a certainement un rôle dans l'apparition de quelques troubles nerveux et mentaux qui sont particuliers à la puberté. Ce rôle, tant de fois supposé, si souvent incriminé, ne nous est pas connu.

Cependant nous avons vu, au chapitre de la sécrétion interne de l'ovaire, le rôle joué par cette glande dans le développement des caractères sexuels et de l'économie tout entière. Il est probable aussi qu'elle joue un rôle dans la production de certaines maladies pubérales. Dalché s'est basé sur les signes fournis par l'examen urinaire (diminution du taux de l'urée, diminution caractéristique des phosphates) pour rattacher à une dystrophie ovarienne par insuffi-

---

[1] La puberté a été magistralement étudiée en 1898 par Antonine Marro dans un ouvrage qui a pour titre : « La puberté étudiée chez l'homme et chez la femme, dans ses rapports avec l'anthropologie, la psychiatrie, la pédagogie et la sociologie.

Sur ce sujet : Ovaire et puberté, et pour la bibliographie, voir l'ouvrage de Mlle le docteur Marthe Francillon, Paris 1906.

sance quelques accidents ostéo-articulaires de la puberté
(rhumatisme chronique, déviation scoliotique de la colonne
vertébrale). D'autre part, nous savons que la chlorose a été
aussi depuis Spillmann et Etienne, Muret, Demange, mise
sur le compte d'une viciation ovarienne. Nous savons
également que plusieurs troubles nerveux et psychiques
de la puberté sont aussi liés à la chlorose, peut-être elle-
même ovarienne. On peut enfin concevoir tout un ensemble
de désordres nerveux avec point de départ génital à l'instal-
lation des premières menstrues. L'ovaire subit alors des
modifications de structure ; les corps jaunes vont faire leur
apparition, des ovules sont excrétés par les follicules de de
Graaf venus à maturité. L'étude physiologique des fonctions
de l'ovaire à la période pubérale a surtout porté sur la connaissance du phénomène menstruel, des premières règles.

A ce moment souvent la neurasthénie apparaît. L'hystérie
de même prend encore chez la femme son origine à la
puberté ; l'apparition de celle-ci favorise l'éclosion des accidents hystériques. Mais comme d'après Gilles de la Tourette
la névrose a une même fréquence dans les deux sexes à
cette époque, on peut refuser à la fonction menstruelle
toute influence sur sa production ; d'autres auteurs sont
d'avis opposé. Il est incontestable qu'il existe une hystérie à
type menstruel et une hystérie engendrée par la première
menstruation.

Même influence de l'évolution génitale apparaît dans la
genèse de quelques épilepsies. Nous verrons plus tard les
relations de la chorée avec l'activité ovarienne. Si très souvent la maladie se solutionne heureusement à la puberté,
souvent aussi elle acquiert une exacerbation spéciale à chaque flux cataménial. Mairet a décrit une folie choréique en
rapport avec la puberté. Enfin le goître exophtalmique, sans
avoir précisément de rapports avec les premières règles, en

a certainement avec les phénomènes d'aménorrhée que présentent les jeunes femmes.

Psychoses. — Actuellement, nombre d'auteurs rangent parmi les faits d'auto-intoxication génitale quelques accidents psychiques de la puberté. C'est, chez nous, la théorie séduisante de Régis (de Bordeaux). « On tend à admettre,
» dit-il [1], que cette évolution pubérale, comme tous les grands
» processus climatériques de l'organisme, se traduit par des
» modifications nutritives, des auto-intoxications et que,
» par suite, les psychoses de la puberté sont surtout des
» psychoses auto-toxiques. C'est l'opinion que j'ai person-
» nellement soutenue, et cette opinion trouve sa confirma-
» tion dans le type clinique, fait surtout de confusion men-
» tale, sous lequel se présentent les psychoses de la puberté. »
Il dit encore : « Les psychoses pubérales vraies, c'est-à-dire
» celles dans lesquelles le processus génital joue un rôle
» réel et actif, sont surtout les psychoses à forme de confu-
» sion mentale : psychose hallucinatoire aiguë, délire aigu,
» démence précoce (hébéphrénie). Ainsi leur apparition et
» leur évolution coïncident-elles presque toujours du côté
» du corps avec des particularités significatives et qu'il im-
» porte pour ce motif de rechercher soigneusement en pareil
» cas : poussées de croissance, localisations douloureuses du
» côté des cartilages épiphysaires, céphalée, troubles respi-
» ratoires, gastro-intestinaux, cardiaques, vaso-moteurs,
» difficultés des premières règles, pertes séminales, etc... »
Et Régis chez les jeunes filles atteintes propose, avec les modes de traitement adjuvants habituels, l'emploi des emménagogues lorsqu'il y a quelque difficulté concomitante dans la menstruation, l'emploi enfin de la thérapeutique ovarienne. Il cite les bons effets retirés ainsi au cours des

[1] Régis ; Précis de psychiatrie, p. 530, 1906.

troubles mentaux de la puberté par Bestion de Camboulas, Jacob, Raulier, Comberlach et lui-même.

En somme, ce qui frappe l'observateur et ce qui permet souvent chez la jeune fille (elles sont plus souvent frappées que les jeunes gens) de chercher un point de départ génital à ces psychoses, ce sont les faits suivants :

*a)* Coexistence de l'entrée en fonctions de l'ovaire et des accidents psychiques ;

*b)* Rapports du trouble mental avec la difficulté de l'instauration menstruelle (Marro) ;

*c)* Exacerbation des symptômes psychiques à l'époque supposée des règles quand l'aménorrhée est survenue.

Un jour viendra peut-être où les faits acquis et les progrès de nos connaissances sur les relations des fonctions ovariennes et de ces états pathologiques nous permettront d'admettre la présence certaine au niveau de l'ovaire, et à chaque excrétion ovulaire, d'un principe toxique dépendant de cette glande et capable d'engendrer dans certaines conditions de telles manifestations auto-toxiques. L'étude du sang et des échanges nutritifs dans de tels états s'impose aussi. Par contre, l'hypothèse d'auto-intoxication génitale doit n'être faite encore qu'avec réserve, car c'est le propre de la méthode scientifique de n'admettre pour vrai en dernière analyse que ce qui paraît être évidemment tel.

Qu'entend-on exactement par accidents psychiques de la puberté. Les nombreux auteurs qui ont étudié cette question l'ont vue sous des jours bien différents. Depuis Esquirol, Marc, Brierre de Boismont, Rousseau, Kahlbaum, jusqu'à Mairet, Christian, Marro, Cullerre, Ziehen, Leitenlen et Kræpelin, les conceptions varient. Marro[1], dans son ouvrage, distingue dans la puberté trois périodes :

[1] Annali di Frenatria, 1896 (an. et extraits dans le *Bull. de la Soc. méd. ment. Belgique*).

1° Stade d'activité génitale avec excitation nerveuse ;

2° Stade d'accroissement de l'organisme (incertitude dans le caractère et désordre des idées) ;

3° Stade de perfectionnement avec manifestation parfaite des attributs sexuels.

Marro retrouve ces trois époques dans l'étiologie et la classification des folies de la puberté ; il les divise en :

*a)* Psychoses avec signes d'excitation (troubles moteurs). Les accidents de cette période sont souvent sous la dépendance de l'instauration menstruelle. L'épilepsie est quelquefois observée.

*b)* Psychoses ayant les caractères de l'hébéphrénie de Kahlbaum, avec altération de la conscience, symptômes d'érotisme ; au deuxième stade naissent souvent des crises épileptiformes et des mouvements choréiques. Evolution des psychoses vers une démence complète.

*c)* Psychoses liées à un développement imparfait des centres nerveux ; elles sont plus rares.

Régis ajoute à ces trois groupes : la folie masturbatoire, la catatonie de Kahlbaum, la folie choréique de Mairet. Enfin, le syndrome mélancolie, passager, se retrouve à la puberté.

En réalité, la classification des psychoses de la puberté n'est pas aisée à construire; le mérite de celle de Marro réside dans ses interprétations pathogéniques. Des types très divers se rencontrent et qui évoluent la plupart du temps en démences juvéniles. Cette évolution, parfois très rapide, nous amène à parler de l'entité clinique de Kræpelin, la démence précoce. C'est presque toujours une démence de la puberté, mais pas toujours.

DÉMENCE PRÉCOCE ; ORIGINES GÉNITALES. — Il est admis en France par les plus ardents kræpelinistes même que son homogénéité est factice. On sait que sous cette parenthèse :

démence précoce, se trouvent décrits des types multiples. La description de Krœpelin a vu s'élever contre elle, dans notre pays, de justes critiques; elle renferme assurément des éléments disparates et dont il convient de la débarrasser. Le grand mérite de l'école de Heidelberg a été, il faut le reconnaître, de réunir une série d'états pathologiques, hébéphrénie, catatonie, forme paranoïde, éclos chez des malades encore jeunes, évoluant souvent en se compliquant les uns les autres, aboutissant à la démence. Krœpelin émit, pour sa démence précoce. cette théorie révolutionnaire, à savoir que cette affection était due surtout à une auto-intoxication d'origine génitale. Cette théorie va nous occuper ici. A côté d'elle, nous connaissons les explications pathogéniques par l'irritation des ganglions sous-corticaux et par altération cellulaire du cortex. Cette altération des fonctions psychiques supérieures admise par plusieurs (Sérieux, Masselon, Régis) peut, sans inconvénient, être rattachée au processus d'auto-infection ou d'auto-intoxication. Une constatation frappe : la maladie est fonction de l'adolescence; quelques cas sont plus tardifs comme apparition (on en trouve de liés à la grossesse et à la ménopause); l'affection semble plus commune chez la femme que chez l'homme. Sans négliger des causes accessoires importantes, comme l'hérédité névropathique, l'abus de l'alcool, le paludisme, l'épuisement intellectuel par surmenage, les maladies infectieuses, quelques traumatismes selon Crocq, les partisans de Krœpelin mettent comme lui en avant l'hypothèse d'une origine purement génitale. Thisch, Mucha, Sérieux, Masselon, Régis. Klippel, ont, avec des variantes, admis cette conception de la pathogenèse. Avant tout, pour eux, cette toxémie d'origine sexuelle se manifesterait à la puberté. Klippel [1] dit : « C'est

---

[1] Klippel et Lhermitte ; Démence précoce, anatomie pathologique et pathogénie, *Revue de psychiatrie*, p. 75, 1904.

» plus spécialement à cette période qu'il faudrait rapporter
» aussi l'intervention de l'auto-intoxication, en particulier
» celle qui peut résulter des troubles des sécrétions inter-
» nes (ovaires, testicules, capsules surrénales, thyroïde, etc.),
» si tant est que ces troubles ne soient pas secondaires. »

« Le rôle de la puberté pourrait donc apparaître comme
» entraînant d'un côté le surmenage, de l'autre l'auto-
» intoxication. » L'objection à faire, et on l'a faite, est que
les symptômes somatiques qu'on peut trouver du côté des
fonctions génitales sont secondaires aux lésions du cortex.
L'aménorrhée est fréquente chez les démentes précoces ;
bien souvent elle est absolue. Son début remonte aux premiers accidents psychiques. Le retour des règles se fait quand
la malade est arrivée au stade ultime de démence absolue.

Marie [1], au Congrès de Pau, sur la question Démence de
la Puberté, est revenu sur la théorie génitale avec une
interprétation un peu spéciale et très séduisante : « Parmi
» les démences de l'adolescence, il semble qu'il y en ait une
» bien nettement reliée à la puberté, sorte d'avortement de
» ce dernier stade de l'évolution individuelle. — Cet arrêt
» d'évolution éclot sur un terrain prédisposé à l'occasion
» d'un processus infectieux incident... Il est caractérisé par
» des anomalies regressives de la sphère sexuelle, de l'ina-
» daptation aux fonctions reproductrices (onanisme secon-
» daire), une suspension des actions supérieures coordina-
» trices et frénatrices et une stéréotypie prématurée et sans
» cohérence des réactions automatiques. Les hématopoïèses
» diverses sont troublées avec prédominance d'insuffisance
» de telle ou telle glande vasculaire (indication thérapeutique
» possible).» L'auteur fait connaître ensuite les trois centres

---

[1] Communication de M. le D<sup>r</sup> Marie, médecin en chef de l'Asile de Villejuif, au
Congrès des médecins aliénistes et neurologistes. 14e session tenue à Paris 1904.
Comptes rendus, 1905, p. 143 et suivantes.

d'associations des neurones décrits par Flechsig dans le cerveau (associations de sensations, associations sensitivo-motrices, associations idéatives ; postérieur, moyen et antérieur). «Le développement de ce troisième centre et sa myéli-
» nisation peuvent être plus ou moins rapides, plus ou moins
» complets et apparaître plus ou moins tôt. Son apparition
» et son évolution complète semblent dépendre de la puberté
» même. Avec l'avènement de celle-ci coïncide l'apparition
» d'un ensemble de modifications physiques (stature, son de
» voix, transformations pileuses, tégumentaires, maturité
» des glandes génitales) qu'accompagne sans conteste un
» flot de sensations et d'associations multiples afférentes à
» la sexualité. — Que cette maturité soit retardée, faussée,
» incomplète ou nulle, il en doit résulter une absence, une
» atrophie ou une myélinisation incomplète du centre cor-
» respondant. — Là nous paraît résider le substratum d'un
» certain nombre de démences précoces. Mais pourquoi la
» maturité sexuelle avorterait-elle et avec elle le développe-
» ment physique final ? » Et Marie envisage alors ici le rôle
des glandes à fonction interne ; le thymus et la thyroïde,
dont l'influence sur le métabolisme est connue, retentissent
peut-être aussi sur les processus de myélinisation des centres
d'une manière indirecte. «Ne voyons-nous pas, dit-il, l'atro-
» phie thyroïdienne précoce retentir sur la glande sexuelle,
» en arrêtant parallèlement le développement du squelette
» et du cerveau. — Ne voyons-nous pas la puberté se présager
» par une véritable acromégalie transitoire normale, âge
» ingrat contemporain des dernières retouches organiques
» à l'échéance pubère (action génito-pituitaire). La fonction
» thyroïdienne étant normale, ne voyons-nous pas l'émas-
» culation troubler les transformations pileuses, vocales et
» même squelettiques. Ces brèves considérations nous
» paraissent en faveur de la théorie toxi-génitale de certai-

» nes démences précoces. Les toxines seraient dues au
» métabolisme incomplet des éléments que l'action vascu-
» laire des glandes sexuelles doit transformer pour fournir
» un complet développement physique et mental adéquat à
» la maturité sexuelle. » Ce qui différencie la conception de
Marie, c'est qu'il voit aussi chez les déments précoces des
individus à sexualité exagérée, des onanistes. « Les Castres,
» dit-il encore, bien que devenant fréquemment délirants
» (Mœbius), ne deviennent pas déments précoces à la période
» de puberté. »

Pour lui, la sécrétion interne génitale, absente, n'a pas
d'action nocive ; présente, mais viciée, elle altère le milieu
intérieur. Elle l'est viciée, pense-t-il, chez les onanistes, et
il étudie en second lieu la vie sexuelle de ceux-ci pour apporter quelque élément à la pathogénie de la démence juvénile.
Si nous avons fait cette longue citation, c'est que nous
avons pensé que les idées qui sont émises dans la première
partie de cette communication valaient la peine d'être pla-
cées ici.

Cependant l'examen des fonctions menstruelles ne donne
pas de renseignements : on note, dans la démence précoce,
quelquefois l'apparition de la maladie à la première menstruation [1] ; on observe dans son cours quelques exacerbations
du délire à chaque menstrue. L'examen physique, en ce qui
concerne les glandes internes, permet dans quelques cas de
voir une hypertrophie de la glande thyroïde. Plusieurs
auteurs (Dide) ont, à l'autopsie, fait méthodiquement l'examen des ovaires et des testicules de leurs malades sans
trouver quelque lésion anatomique qui vaille la peine d'être
signalée. En somme, des idées, peu de faits, voilà ce qu'on

---

[1] Voir une observ. de Mucha (Catatonie à la première menstruation). Analyse P. Kéraval. *Archives de Neurologie*, 1904, p. 350.

trouve communément pour asseoir cette belle hypothèse : la démence précoce a des origines génitales. Elle a, du reste, des adversaires, et ceux-ci invoquent avec juste raison les cas développés entre trente et cinquante ans. C'est là où l'on voit bien que la conception primitive de Krœpelin renferme des cas trop disparates. Si l'on envisage ceux ayant pris naissance dans un âge avancé, on peut bien, avec Wladimir Serbsky[1], dire que « l'auto-intoxication par des produits génitaux devient un phénomène incompréhensible et inexplicable. »

II. **Troubles nerveux et psychiques liés à la menstruation.** — La menstruation résulte d'une toxémie, fonction de l'activité ovarienne. Chaque excrétion ovulaire, nous l'avons vu, est contemporaine d'un phénomène utérin, dit phénomène menstruel.

Cette toxémie est-elle produite par les principes versés dans le milieu circulatoire par la sécrétion interne de l'ovaire ? On ne peut que le supposer, car nous ne savons rien sur l'action ovarienne dans la viciation sanguine qui précède chaque flux cataménial.

Ce que l'on sait, c'est que d'une part le sang menstruel est altéré, riche en toxines. D'autre part, l'ovaire subit des modifications anatomiques tangibles à chaque excrétion d'ovule ; or, la sécrétion ovulaire se fait à la même date que l'écoulement des règles. Ces deux ordres de faits étant constatés, il n'y avait qu'un pas à faire pour rendre l'ovaire tout à fait responsable par sa fonction interne de la viciation sanguine menstruelle.

Cependant ces phénomènes souffrent des anomalies : des femmes amenstruées sont devenues grosses, et l'ovulation

---

[1] Voir *Annales médico-psychologiques*, p. 32 et suiv., n° de janvier-février 1904.

peut exister indépendante de la menstruation ; celle-ci a paru subsister chez des femmes ayant subi l'ovariotomie double. Il n'en est pas moins assuré que la menstruation a des relations parfaites avec les phénomènes fonctionnels ovariens. Du côté de la glande génitale, la formation du corps jaune de menstruation, du côté du sang, altération de la crase : voilà les deux faits contemporains de la sécrétion utérine, et ces phénomènes sont soumis à la même périodicité. Le fait capital susceptible de devenir pathologique est la toxémie pré-menstruelle. Plusieurs arguments plaident en faveur de l'existence de cette toxémie :

D'abord le sang menstruel éliminé a une composition chimique différente du sang normal. Ce sang ne coagule pas ; il a des globules rouges altérés ; sa teneur en gaz est spéciale. Si occasionnellement et pour quelque raison que ce soit une aménorrhée ou une dysménorrhée surviennent, l'organisme de la femme réagit et on observe des troubles, signes d'intoxication. Mais si, sans flux menstruel utérin, une femme a des hémorragies vicariantes, un déplacement de règles, les troubles habituellement observés dans l'aménorrhée complète ne se produisent pas avec la même intensité. Normalement encore, les menstrues coïncident avec un processus morbide atténué ou manifeste, qui est prémenstruel et cesse dès que l'écoulement cataménial se fait. Quand une nourrice a son retour de règles, le nouveau-né qu'elle allaite souffre ; la sécrétion lactée renferme à cette époque sans doute des principes toxiques qui l'altèrent. Du sang prélevé en période prémenstruelle a paru renfermer des toxines spéciales ; enfin les urines excrétées à ce moment sont d'une toxicité inférieure à la normale.

La secrétion utérine menstruelle de Keiffer se passe bien au niveau de l'utérus, mais il est probable qu'elle est régie par la sécrétion interne de la glande génitale ; c'est ce qui paraît ressortir des recherches de Fédoroff, Sokoloff, Echardt, Fraenkel et autres. La parenté qui unit les deux processus reste encore à démontrer. On sait, par contre, que la thyroïde peut supprimer le flux menstruel.

Nous venons de voir que l'intoxication sanguine est admise dans la période prémenstruelle. Il est constant de voir les femmes souffrir à cette période physiologique. Nous ne parlerons pas des phénomèmes congestifs pelviens, ni des troubles digestifs et autres. La thermogenèse varie ; toutes les autres sécrétions sont modifiées ; la sensibilité et l'intelligence le sont aussi, on connaît l'abattement, la somnolence, l'inaptitude au travail des femmes dans cette période. L'étude des modifications psychiques observées à ce moment a été cent fois refaite ; les femmes sont surexcitées, leurs appétits sexuels se manifestent, on les voit tour à tour en excitation ou en état de dépression, ou encore en état de torpeur. Des hallucinations, des rêves, des impulsions spéciales se manifestent chez quelques-unes. Tandis que chez les unes les règles tendent à devenir pathologiques, chez d'autres les symptômes observés sont moindres ; quelquefois les troubles d'ordre nerveux sont plutôt périphériques. Un changement léger du caractère, quelques algies sacro-lombaires, des bouffées de chaleur et quelques troubles somatiques sont souvent tout ce que l'on peut noter. Chez d'autres cependant l'altération psychique devient pathologique.

Icard a parfaitement exposé l'étude de ces manifestations dans sa thèse [1]. Les troubles plus graves aussi de la sphère intellectuelle, et qui apparaissent souvent avec une régularité remarquable à chaque retour menstruel, sont aujourd'hui bien connus. Ils constituent un chapitre important de la

[1] Thèse de Paris, 1889.

psychiatrie moderne ; leur connaissance date surtout du jour où Brierre de Boismont fit sa statistique et publia quelques remarquables observations sur les impulsions spéciales aux femmes menstruées. Actuellement, on s'accorde à admettre qu'il existe réellement des psychoses très spéciales qui naissent à chaque période pré-menstruelle pour cesser à l'écoulement des règles ; les poussées en sont périodiques, mais sujettes à se reproduire avec la même coïncidence. Ces psychoses sont d'un pronostic relativement bénin. On observe des formes variables : délire hallucinatoire suivi d'amnésie, la confusion, la stupeur, les états mélancoliques, la manie. Si quelques-unes sont à début post-menstruel ou à arrivée contemporaine de l'écoulement sanguin, le grand fait clinique qui caractérise la généralité des cas observés est le suivant : Ces psychoses naissent dans la période pré-menstruelle. On a comparé les psychoses menstruelles aux psychoses d'involution ménopausique en se basant sur quelques analogies. Il existe des formes de passage (Klimaterisch pseudomenstruale Geistesstörung des Allemands). De même Kraft-Ebing, dans sa description de 1902, les range à côté des psychoses de la croissance. La grande division qu'on peut faire dans les psychoses menstruelles est en définitive celle basée sur la date d'apparition des symptômes psychiques par rapport à l'écoulement menstruel ; en second lieu, on distinguera les psychoses liées à une aménorrhée parfaite. Cette variété complexe s'amende si les règles sont rétablies. Enfin il faut se garder dans l'étude clinique des folies menstruelles de confondre avec elles d'autres affections mentales n'ayant aucun rapport avec l'évolution cataméniale.

Leur pathogénie se soupçonne ; mais on n'est pas encore parvenu à démontrer la réalité du processus d'auto-intoxication menstruelle. Siemerling a admis l'existence de cette auto-intoxication. Regis et son élève Subra de Salafa[1] ont envisagé une pathogénie identique pour les psychoses menstruelles. Et c'est en se basant sur cette interprétation, que Régis conseille dans leur traitement d'employer avec les emménagogues usuels l'opothérapie ovarienne.

III. Pathogénie ovarienne de quelques troubles nerveux et psychiques de la grossesse. — Au cours de la grossesse, pendant l'accouchement, après celui-ci, dans les suites de couches ou la période de lactation, on observe des troubles du système nerveux et d'ordre intellectuel variés. Ces derniers sont surtout intéressants, en ce qui concerne leur mode de production. Les maladies nerveuses, à parenté obstétricale plus ou moins établie, n'ont, elles, pas une physionomie bien spéciale. S'il est des cas d'épilepsie ou d'hystérie diversement déterminés par la grossesse, leur physionomie n'a pas ce cachet particulier qui caractérise par exemple la chorée gravidique. Il existe en effet une chorée en rapport étroit avec l'état de grossesse, susceptible même de l'interrompre prématurément. Mais encore ici, la chorée survient notoirement chez des prédisposées, chez des femmes déjà atteintes dans le jeune âge. Des paralysies, une hémiplégie en rapport avec l'urémie, une polynévrite généralisée, une paraplégie fugace, des troubles de la motricité par hystérie, ont été décrits au cours de l'état puerpéral.

En ce qui concerne les folies puerpérales, il est admis, à l'heures actuelle, que, chez des prédisposées, les auto-intoxication de sources diverses doivent être incriminées dans la plupart des cas.

Regis et Chevalier-Lavaure ont montré le rôle des auto-intoxications dans le développement des maladies mentales.

[1] Thèse de Bordeaux, 1905.

D'autre part, les études contemporaines sur ce même rôl
dans la production des accidents de la grossesse, d
l'éclampsie, des vomissements incoercibles, etc..., permet
tent de rapporter à leur véritable cause quelques-uns de
phénomènes observés. Le foie et le rein entrent en premièr
ligne dans la genèse des troubles toxiques ; secondairemen
une autre catégorie d'organes a été incriminée. En effel,
côté de l'insuffisance hépatique et rénale, on a mis en vedett
l'importance accessoire que peut avoir dans les intoxication
gravidiques le défaut ou l'excès de quelques sécrétions inter
nes. Notre collègue aux asiles de la Seine, Roger Dupouy
a particulièrement fait valoir, dans son étude sur les Psycho
ses puerpérales [1], la part qu'il faut attribuer à l'activité ou
l'insuffisance de quelques glandes closes à fonction interne
Il a montré comment ces glandes pouvaient, pour une part
déterminer la naissance d'accidents psychiques en rappor
avec la puerpéralité. Pour lui, la glande thyroïde, l'ovaire
ont une action qui n'est pas négligeable. D'ailleurs, l'éta
physiologique de grossesse détermine des modifications
quelquefois un surcroît de travail à presque tous les organes
l'hyperplasie des glandes internes a été décrite. Launois [2]
dans ses recherches sur la glande hypophysaire, a signal
l'augmentation de volume et de poids de cet organe au cour
de la grossesse. La thyroïde, qui s'hypertrophie de son côté
peut-être pour mieux remplir à ce moment sa fonctior
antitoxique, peut aussi faillir à sa tâche ou fournir un excès
de sécrétion, suivant les cas. Etudiant la pathogénie des
psychoses puerpérales et le rôle des auto-intoxications,
Dupouy déclare : « Il nous paraît logique de parler de psychoses puerpérales par auto-intoxication thyroïdienne, de même

[1] Les psychoses puerpérales et les processus d'auto-intoxication. Thèse de
Paris, 1904.
[2] Paris, 1904.

l est admis aujourd'hui que certains accès éclamptiques
ortissent à cette pathogénie. Plus importante encore nous
aît être l'auto-intoxication ovarienne. »

'ovaire, en effet, a subi des modifications grandes dès la
ndation. Le corps jaune spécial de grossesse s'est déve-
pé. Et si l'on admet avec les partisans de Prenant que les
ps jaunes sont de véritables glandes internes, celui-là
s différencié doit certes avoir une influence sécrétoire
érente. Mais cette sécrétion ovarienne est-elle faible,
elle de propriétés autres que la sécrétion interne nor-
le de la glande génitale. En tout cas, dès le début de la
ssesse, l'ovulation future est, en règle générale, enrayée
r un temps, et le flux menstruel lié à l'ovulation cesse.
a pensé que l'abolition des règles créait alors pour l'or-
isme une prédisposition à l'intoxication ; les principes
iques dérivés de l'ovaire par sa fonction interne ne sont
s rejetés par la fonction utérine menstruelle [1].

'ovaire peut alors altérer le milieu circulatoire et agir
le métabolisme. Cette opinion peut être étayée sur les
s d'hypertrophie compensatrice observés chez d'autres
anes à fonction anti-toxique. Peut-être que l'étude des
rélations de l'ovaire avec les autres organes, au cours de
grossesse, fera mieux comprendre la part qui lui revient
s les processus d'intoxication. D'autre façon, la théorie
corps jaune glande interne permet, de son côté, puisque
corps jaune de la grossesse diffère anatomiquement de
x de menstruation, de supposer que celui-là peut avoir
sécrétion différente de celle des autres corps jaunes ;
e sécrétion différente, elle, ne solliciterait point, n'impo-
ait pas la menstruation ; son innocuité rendrait inutile
t phénomène excrétoire supplémentaire du flux utérin.

D'après Le Masson, cité par Dupouy,

C'est là une pure hypothèse. En fin de compte la question est celle-ci : la fonction interne ovarienne, que ne pallie point l'émonctoire menstruel, est-elle de nature à participer à l'auto-intoxication gravidique. Dupouy n'en a pas moins rangé la sécrétion interne de l'ovaire parmi les facteurs accessoires qui sont susceptibles d'altérer le milieu intérieur, d'influer sur la sphère psychique au cours de la grossesse. Il semble que dans les états consécutifs, la lactation, l'insuffisance menstruelle pourrait être plus justement accusée de provoquer les désordres observés dans l'économie. Quoi qu'il en soit, rien jusqu'ici n'est connu au sujet de la part exacte qui revient à l'ovaire dans la production des troubles psychiques et nerveux de l'état puerpéral.

IV. **Syndromes nerveux et psychiques consécutifs à l'ablation des ovaires.** — Les phénomènes consécutifs à la ménopause artificielle sont mieux connus; leur étude forme un des meilleurs appoints à la connaissance de la fonction interne de l'ovaire. Les femmes ovariotomisées présentent un ensemble de phénomènes pathologiques qui se produisent à une période plus ou moins rapprochée de l'époque où les ovaires ont été supprimés. De tels symptômes morbides n'ont pu être précisés et rassemblés qu'au jour où la pratique de la chirurgie a permis de faire communément et sans danger immédiat la castration chirurgicale chez la femme. Dès 1871, Bailly rapportait l'observation d'une jeune femme, chez laquelle il avait vu se produire, deux ou trois ans après la date d'une ovariotomie pratiquée sur elle, des altérations de la voix, de la vue, de l'ouïe et un développement extrème de tissu adipeux. Depuis les travaux de Villeneuve, Chroback, Jacobs, Kleinwachter, Mainzer, Mond, Crisafulli, Lissac et Jayle surtout ont fait connaître les symptômes post-opératoires dus à l'ablation des ovaires.

Il faut, quand on recherche les signes de l'insuffisance
ovarienne post-opératoire, distinguer les malades ayant
subi l'ovarectomie seulement de celles chez lesquelles
l'appareil génital tout entier a été extirpé. Il est évident
que chez les premières la pathogénie des accidents est
plus facile à déterminer. En thèse générale, les chirurgiens ont montré que ces malades devenaient de véritables
« déséquilibrées du ventre », sujettes à des malaises constants.

Les règles sont naturellement supprimées. La bouffée de
chaleur est le premier symptôme classique du déficit ovarien.
Delbet la définit ainsi : « C'est une brusque sensation d'op-
» pression, d'étouffement ; le visage se boursoufle et rougit,
» le corps se couvre de sueurs, pendant qu'une angoisse
» vague étreint les malades ou qu'un léger vertige les fait
» chanceler..... Tantôt les crises se répètent plusieurs fois
» par jour, tantôt elles ne reviennent qu'à plusieurs jours
» d'intervalle, souvent même elles se produisent seulement
» tous les mois à l'époque où se faisait autrefois l'écoulement menstruel [1] » Peu à peu les forces ont diminué ; à
l'oppression, aux palpitations incidentes, aux phénomènes
vaso-moteurs ou congestifs, s'ajoutent parfois des troubles
digestifs et des phénomènes nerveux. L'obésité inconstante
des castrées est connue.

Les nuits sont faites d'insomnies coupées de rêves ; des
troubles de la mémoire ont été notés. La neurasthénie ou
mieux un état neurasthéniforme semble frapper avec prédilection les ovariotomisées. On observe des maux de tête,
de la rachialgie, des zones douloureuses faciales. Souvent
c'est un état voisin de l'hystérie qui se développe (crises
frustes avec boule). On observe enfin des tremblements
nerveux et de l'hyperesthésie génitale. Les appétits sexuels

[1] *Loco citato,* p. 306.

ne paraissent pas diminués, si on consulte les statistiques.

Mais les changements dans le caractère et l'état mental
sont fréquents ; tantôt les ovariotomisées présentent un nervosisme, une irritabilité spéciale ; tantôt c'est plutôt une
dépression mélancolique assez marquée avec tristesse des
idées et tendance au suicide[1]. On voit enfin se développer
de véritables psychoses : syndrome mélancolie avec hallucinations ; confusion mentale avec excitation sexuelle ; manie.

Mais la question des psychoses suites d'ovariotomie se
confond avec celle des psychoses survenant après toutes sortes d'interventions gynécologiques, et même avec
celle des psychoses post-opératoires. Il faut distinguer ; on
trouve rangées à côté des premières des affections mentales de nature toxique à origines diverses (infectieuses, chlo-
roformiques, urémiques, etc...). La question se sépare
nettement des folies développées après toutes sortes d'interventions chirurgicales ; les statistiques ne permettent pas
d'étudier librement la fréquence de celles en rapport avec
l'ablation purement ovarienne. Quelques auteurs conçoivent
encore d'autre manière les psychoses post-opératoires ; pour
eux, elles sont la manifestation occasionnelle d'une hérédité
préétablie ; la prédisposition joue, certes, un rôle, il n'est
pas de maladie sans terrain. Mais il faut savoir ne pas
généraliser, on doit chercher à rappeler à leur cause propre
les processus morbides à point de départ organique. A Mme
Margoliès[2] revient le mérite d'avoir distingué les psychoses
par privation ovarienne des manifestations psychiques d'ordres
divers qui évoluent après l'intervention gynécologique. Elle

---

[1] Voir Gallois et Beauvois ; L'état mental des ovariotomisées *Bullet. médical*,
24 juillet 1898.

[2] Troubles psychiques consécutifs aux opérations pratiquées sur l'appareil
génital de la femme. Thèse de Paris, 26 mai 1898,

a, parmi ces dernières, invoqué pour quelques-unes le rôle
de la suppression de l'ovaire «L'opération comme les autres
» causes extérieures de ces psychoses, accidentelles, paraît
» agir surtout par voie d'infection ou d'auto-intoxication, qui
» peut tenir à différents processus, une infection microbienne
» surtout ; mais on peut supposer peut-être qu'elle survient
» aussi, dans quelques cas par inhibition réflexe d'une fonc-
» tion éliminatrice, ou *par l'abolition d'une sécrétion interne.* »
Ce rôle de l'ovaire dans la production de quelques psychoses
post-chirurgicales est encore à démontrer. En effet, si la
médication ovarienne donne des résultats dans l'amélioration
ou même la guérison des symptômes somatiques et nerveux
qu'on observe chez les femmes castrées, on ne connaît pas
encore de guérison de troubles mentaux suite d'ovariotomie
par cette méthode.

Delbet[1], traitant des modifications psychiques consécutives à la castration ovarienne, admet, à la rigueur, que la
corrélation ovarienne (c'est ainsi qu'il appelle la fonction
interne) a une influence sur le caractère ; les troubles post-
opératoires portent sur le caractère ; la sphère intellectuelle n'est pas atteinte[2]. Si une psychose survient après
l'ovariotomie, il faut la rapporter souvent à l'infection.
Régis (qu'il cite) n'a pu obtenir que des modifications du
caractère et pas de changement dans le trouble mental chez
sa malade soumise à l'opothérapie ovarienne. Les psychoses
paraissent aussi fréquentes chez des femmes à qui on a

---

[1] *Loco citato*, p. 308 et suiv.

[2] A la Société de chirurgie (séance du 19 juillet 1905), M. Delbet, parlant « de
la conservation des annexes dans les hystérectomies» a estimé que, pour ce qui est
de la conservation des fonctions ovariennes, les ennuis de la castration totale et de
laménopause artificielle ne sont pas tels qu'il faille conserver les ovaires pour peu
qu'ils soient malades. — A une autre séance (14 juin) de la même Société,
M. Lucas-Championnière estime que chez des femmes très jeunes il vaut mieux
conserver un ovaire si possible.

enlevé un seul ovaire que chez les castrées bilatérales. Le péritoine ouvert par l'acte opératoire dirigé contre l'ovaire explique l'infection qu'on doit faire entrer en ligne de compte pour expliquer l'apparition des désordres psychiques. Ces arguments ont leur valeur. Nous n'avons cependant, il faut l'avouer, à notre disposition qu'une méthode opothérapique imparfaite. Nous ne savons pas si un seul ovaire absent peut suffire à déterminer l'insuffisance ovarienne. Il faut, semble-t-il, être plus éclectique et admettre dans la pathogénie des psychoses de la castration tous les facteurs invoqués ; mais si la théorie qui met en avant l'absence d'une sécrétion interne de l'ovaire ne peut être que faiblement défendue, il n'en faut pas moins la conserver. En effet, il est manifeste que l'ovaire, par son défaut, engendre la série des troubles que nous avons rapidement décrits chez les femmes ayant subi l'ovarectomie. Et si la ménopause artificielle peut déterminer des symptômes circulatoires, nerveux, vaso-moteurs, digestifs, etc... pourquoi ne déterminerait-elle pas aussi des troubles psychiques. Mais l'influence de la sécrétion interne de l'ovaire sur les fonctions intellectuelles reste à étudier.

V. Pathologie de la Ménopause : SYMPTÔMES NERVEUX ET PSYCHIQUES ; PSYCHOSES. — Il n'est pas de période de l'évolution génitale où la femme soit plus souvent atteinte de désordres nerveux et psychiques. C'est, avec la puberté, l'âge de la folie. Normale, elle s'accompagne déjà de quelques accidents. Sa pathologie a une allure spéciale.

On a longtemps considéré les maladies de la ménopause comme uniquement liées à la modification grande que subit l'organisme de la femme par suite de la suppression de la fonction menstruelle. Une nouvelle notion est apparue qui permet de rapporter la régression normale de l'âge critique à l'atrophie du tissu génital ovarien. La femme, sous l'influence de l'activité interne de la glande génitale depuis la puberté, cessé d'y être soumise à l'âge critique. Si la fonction interne de l'ovaire a le rôle qu'on s'accorde à lui reconnaître au cours de la vie génitale, il est logique de concevoir des ruptures d'équilibre dans le métabolisme à l'époque du passage de l'état de vie génitale à l'état sénile ; et l'apparition prépondérante de quelques accidents pathologiques à cet âge s'explique. Donc à la ménopause, la brusque suppression des fonctions sexuelles amène forcément avec elle l'abolition de la fonction interne de l'ovaire. Cette fonction interne est-elle devenue inutile ? L'organisme la remplace-t-il par quelque suppléance ? En tout cas, même chez les femmes qui ont une ménopause normale, les phénomènes physiologiques parlent en faveur d'une subite insuffisance ovarienne. Les femmes à la ménopause sont des hypertendues (l'ovaire paraît sécréter normalement un principe amenant l'hypotension artérielle ; parmi les phénomènes communs qui accompagnent la suppression des époques, nous retrouvons ceux décrits chez les jeunes femmes privées accidentellement de leurs règles (bouffées de chaleur, éruptions cutanées, poussées congestives, hémorragies diverses, insomnie, migraines, nervosisme, état mental analogue, etc.).La toxémie prémenstruelle des règles ordinaires semble être devenue ici une toxémie permanente, dont s'accommode d'abord mal l'organisme de la femme. On rapproche communément la ménopause artificielle de la ménopause physiologique et le parallèle établi est assez exact. On est tenté de voir des faits d'ordre pathologique dans la physiologie normale même de la ménopause. Les manifestations physiques et morales ordinaires de cette transition nous sont connues. Ce qu'il faut retenir, c'est qu'à cette période de la vie, la femme semble en état de réceptivité spéciale ; des maladies tou-

jours identiques prennent constamment naissance à cet âge.
Les fonctions des centres, surtout, sont frappées avec prédilection. D'après la vieille statistique de Barié (*Etude sur
la ménopause*, de 1877). les maladies du système nerveux
apparaissent sur 3.243 malades observées 1.678 fois contre
705 fois des affections cutanées, 463 fois des maladies des
organes respiratoires, 354 fois des maladies du tube digestif
et 43 diverses. On voit par cette statistique la fréquence
des maladies du système nerveux à la ménopause. On décrit
une hystérie de l'âge critique ; la neurasthénie et les états
neurasténiformes sont plus communs. Mais l'influence de la
régressiou des organes sexuels se manifeste surtout sur les
fonctions mentales. D'ailleurs les modifications du caractère
sont constantes ; elles existeraient de même chez l'homme à
la même période de transition de la vie génitale à la vieil-
lesse. Miguel Bombarda a cru pouvoir décrire une ménopause virile accompagnée de changements pareils du caractère avec en plus les perversions et les excitations sexuelles
qui sont particulières à cet âge.

Donc à l'âge critique on constate des troubles simples
d'ordre psychique : *a)* changements du caractère ; *b)* des
idées fixes, phobies, obsessions, impulsions spéciales ; *c)* des
symptômes d'érotomanie ; *d)* l'hypocondrie ; *e)* les psychoses
ménopausiques essentielles, à types divers : manie, délire
systématisé de Magnan, lypémanie ou mieux mélancolie. Le
syndrome mélancolie est caractéristique de l'involution ménopausique. Bien que ce type si spécial de psychose : la
mélancolie, soit comparable par sa symptomatologie à quelques processus identiques qu'on rencontre au cours de nombreuses affections mentales, il est admis qu'il existe vraiment une psychose d'involution bien homogène, bien définie;
elle est caractérisée par le syndrome mélancolie avec dépression, douleur morale, aspect physique spécial et est contem-

poraine des dernières règles, de leur cessation. On a décrit une mélancolie simple, une mélancolie délirante, hallucinatoire, une mélancolie sénile avec déchéance psychique spéciale, plus tardive, qui est le Wahnsinn dépressif de Krœpelin.

Rien dans les signes physiques, ni dans l'étude anatomopathologique des mélancolies de la ménopause ne permet de connaître le point de départ exact de cette affection et de ses divers types. Le fait important à noter est qu'elle coïncide avec l'âge critique. Revient-il une part dans sa production à la cessation du rôle interne de l'ovaire? On ne sait, mais il est curieux de noter l'existence d'états mélancoliques similaires après la castration ovarienne chirurgicale et de les comparer à la mélancolie d involution. «N'a-t on pas observé..., dit un élève de Sérieux, Capgras [1], que l'ovariotomie, cette sorte de ménopause prématurée, et même l'insuffisance ovarienne résultant de maladies utérines diverses, s'accompagnent d'asthénie neuro-musculaire pouvant aller jusqu'à la dépression douloureuse. Seulement après la ménopause la réaction psychique plus lente se traduit par la mélancolie, après l'ovariotomie la réaction brusque produit plutôt la confusion.» Le rapprochement est intéressant à faire en effet; les désordres psychiques liés aux processus génitaux chez la femme peuvent être en effet envisagés comme ayant une certaine analogie dans la cause, et quelquefois dans la forme. Les différences cliniques observées dans le trouble mental rentrent dans cette loi admise en pathologie générale : les réactions morbides diffèrent sous une même cause. Et c'est la cause avant tout qu'il faut connaître.

Les rapprochements cliniques les plus variés ont été faits

[1] Capgras; Essai de réduction de la mélancolie en une psychose d'involution préséuile. Thèse de Paris, 1900, p. 51. — Capgras rapporte dans sa thèse le cas d'une malade, mélancolique de 56 ans, chez laquelle la poudre d'ovaire fut employée par M. Sérieux ; elle est sortie améliorée et augmentant de poids.

par les psychiatres sur les différentes affections mentales
liées aux phénomènes marquants de la vie génitale chez la
femme. C'est ainsi que Lohmer[1] a soigneusement analysé
les observations de plusieurs malades « s'étendant loin en
arrière ». « De son analyse comparée chez la femme (28
» observations), l'auteur tire que les manifestations sexuel-
» les présentent dans les psychoses d'involution un relief
» marqué, que leur symptomatologie ressemble en cela et
» par d'autres points (démence, accidents catatoniques, aug-
» mentation du poids du corps) d'une façon surprenante à
» celle de la démence juvénile ; il y aurait donc lieu de croire
» que l'ensemble du tableau morbide des processus d'invo-
» lution doit être rapporté à des causes organiques identi-
» ques ou semblables à celles de la psychose juvénile et
» avant tout à une altération pathologique de la sécrétion
» interne des glandes sexuelles modifiée par l'âge et autres
» conditions. » Quels que soient les faits observés par Lohmer, sa conclusion est hardie et sa généralisation peut-être
prématurée. Cependant, la théorie du trouble mental par
intoxication, par altération génitale, semble prendre droit de
cité en psychiatrie. Krœpelin l'a déjà invoquée pour sa démence précoce ; les psychoses menstruelles semblent ne pas
pouvoir sortir de ce cadre pathogénique ; la mélancolie d'involution s'y rattache.

[1] Das Verhältniss der Involutionpsychosen zur juvenilen Demenz. Georg
Lohmer ; *Allgemein Zeitschrift für Psychiatrie*, 1905, 5° et 6° Heft. — Anal. P.
Kéraval ; *L'Encéphale*, n° 2, 1906.

CHAPITRE IV

## Rôle de la fonction interne de l'ovaire
## en pathologie nerveuse

La plupart des syndromes décrits en neurologie, et qui ressortissent à des lésions organiques plus ou moins définies du cérébraxe, n'ont évidemment aucun rapport avec le fonctionnement des glandes génitales chez la femme. Il faut cependant se rappeler que l'état plus ou moins pathologique de celles-là peut retentir sympathiquement (c'est l'expression ancienne) ou mieux par voie réflexe, par une sorte de trophisme sur la manière d'être et de fonctionner des centres. En ce qui concerne le cerveau et sa physiologie pathologique, nous envisagerons cette action réflexe dans le chapitre suivant. Disons tout de suite que les maladies de la moelle n'ont de rapports avec les fonctions génitales que secondairement. Si dans le tabès on a pu constater l'impuissance chez l'homme, de la dépression génitale, des altérations testiculaires (quelquefois syphilitiques) avec analgésie à la pression, ou chez la femme des troubles génitaux avec éréthisme clitoridien, il est évident que ces symptômes seconds sont sous la dépendance seule des lésions médullaires. De même les maladies du bulbe, de l'isthme et du cervelet n'ont aucun rapport avec le sujet qui nous occupe. Par contre, il est tout un ensemble de troubles fonctionnels des nerfs périphériques que nous savons rapporter à leur véritable cause, l'insuffisance ovarienne : les névralgies par exemple de la ménopause post-opératoire ou naturelle. Mais par le système vaso-moteur et par des troubles trophiques cutanés ou de l'hypoderme, l'altération de la fonction ovarienne semble quelquefois agir.

On connaît l'adipose des castrées et des insuffisantes. Une affection rangée sous la rubrique : dystrophie, et qu'on a coutume de décrire en neurologie parce qu'elle s'accompagne de troubles nerveux et psychiques, va trouver ici sa place dans notre étude. Connue sous le nom de maladie de Dercum, elle nous intéresse en ce sens que plusieurs auteurs ont vu chez elle un point de départ ovarien.

I. **Le syndrome de Dercum** ou adipose douloureuse symétrique est caractérisé par la réunion de cinq symptômes principaux : l'adipose localisée (extrémité du membre atteint respectée), l'asthénie neuro-musculaire, les troubles de la motricité, le phénomène douleur, les troubles psychiques. Cette affection est de plus en plus mise sur le compte d'un trouble ovarien[1]. Quelques auteurs, plus éclectiques, admettent pour expliquer sa production une viciation plus complexe des sécrétions de glandes internes multiples. Au reste, l'entité clinique qualifiée syndrome de Dercum n'a pas une unité bien solide. Il est, comme l'a montré Miquel, plusieurs altérations analogues du tissu cellulaire qu'on peut rapprocher d'elle (œdème névropathique, œdème segmentaire, trophœdèmes divers). Leur pathogénie paraît similaire ; il faut invoquer sans doute une viciation secrétoire de une ou plusieurs glandes vasculaires à fonction interne, sans négliger une part nerveuse et familiale dans leur production. La thyroïde (Ghelfi) et l'ovaire sont plus particulièrement incriminés par les auteurs. En fait, la pathogénie exacte de la maladie de Dercum est encore obscure.

---

[1] Quelques faits d'hypertrophie monstrueuse des mamelles ont été rattachés de même à une dystrophie ovarienne.

Cependant, Sicard et Roussy (voir pour ces faits et ceux qui suivent l'Index bibliographique) ont rapporté les cas de deux malades encore jeunes (31 et 33 ans), où la maladie de Dercum paraît s'être montrée à la suite d'une ovariotomie ; ils admettent qu'il importe de ne pas négliger la théorie ovarienne. Dans l'un de ces deux cas, la médication thyroïdienne fut inutilement essayée ; le traitement ovarien fut formulé, disent-ils, aux deux malades ; les effets n'en ont pas été publiés que nous sachions. Gino Morsa a relaté, de son côté, deux cas de cette affection ; l'un, qui s'accompagnait d'atrophie thyroïdienne, a été amélioré par l ingestion des produits thyroïdiens ; dans l'autre, ce même traitement a été sans effet. Ces faits montrent que la pathogenèse est, en somme, certainement complexe ; mais l'hypothèse de l'origine ovarienne de l'adipose douloureuse semble être plutôt à l'ordre du jour.

Cette affection a été, par ailleurs, observée en coexistence avec l'ostéomalacie chez une femme de 35 ans par Papinio Pennato. On a vu à la maladie de Dercum s'ajouter des phénomènes basedowiens (Ghelfi). De même Roux a noté l'association, chez une même malade, des syndromes de Dercum et de Basedow. Enfin, Le Play a présenté à la Société de neurologie de Paris une femme chez qui l'adipose douloureuse s'est manifestée à l'arrivée de la ménopause. Il est vraiment curieux de pouvoir, avec cet auteur, rapprocher le cas de cette malade de ceux de Sicard et Roussy, où le syndrome était consécutif à la suppression chirurgicale de l'activité ovarienne.

Dans un autre ordre d'idées, et alors que c'est un fait courant d'enregistrer des symptômes psychiques au cours de la maladie de Dercum, il est aussi non moins intéressant de rappeler que des aliénées d'ordre divers sont quelquefois porteuses de cette affection (nous en avons fait l'observation

personnelle). Dide et Leborgne ont vu le syndrome de Dercum chez une catatonique agitée. Rencontrée chez de telles
malades, l'affection serait à classer dans l ensemble des faits
qui permettent d'invoquer l'origine génitale si problématique
de quelques démences précoces  Pour nous résumer, la
question de l'origine  ovarienne de l'adipose  douloureuse
mérite encore d'être solutionnée.


II. — Quelques névroses semblent avoir des rapports
occasionnels avec les viciations de la fonction ovarienne;
l'épilepsie menstruelle est un fait communément cité.
Voyons ce que l'on sait des rapports  de l'ovaire avec l'épilepsie.

Parmi les recherches orientées dans tous les sens aux-
quelles a donné lieu l'épilepsie ou mieux les épilepsies, on
trouve signalés quelques faits intéressants sur les relations
des fonctions ovariennes et  du trouble comitial chez la
femme. D'ailleurs, si la viciation ou l'insuffisauce sécrétoire
interne de l'ovaire a pu être considérée comme agent épilep-
tisant, il faut savoir aussi qu'on a  incriminé d'autres sécrétions internes de glandes closes. Au XIII⁰ Congrès des médecins aliénistes et neurologistes de France et des pays de
langue française, Bastin (de Marchienne au-Pont) [1] a montré
que « l'absence ou la  mauvaise qualité de la sécrétion thyroïdienne est capable d'éveiller une épilepsie latente au
même titre qu'une matière toxique, leucomaïne, ptomaïne,
etc., etc..., que l'épilepsie se retrouve assez souvent dans
l'hérédité myxœdémateuse ». Il cite des cas de diminution
et même de suppression de crises par l'administration à
quelques malades d'iodothyrine. Mairet et Bosc ont montré
aussi les propriétés épileptisantes du suc pituitaire. En

---

[1] Compte rendu officiel. — Bruxelles, août 1903,

réalité, pour toutes ces sécrétions et l'ovarienne aussi, nous ne pouvons invoquer qu'une participation occasionnelle dans la genèse de quelques accidents comitiaux. Comparé aux autres facteurs toxiques d'épilepsie, leur rôle est minime. Citons, en ce qui concerne le rôle de l'ovaire, quelques faits cependant utiles à connaître :

Dès 1877, Tourneux signale l'altération pathologique de l'ovaire comme cause d'hystéro-épilepsie. Les tumeurs ovariennes ont depuis été vues compliquées d'accidents épileptiques ; dans le cas de Russell, des attaques épileptiformes survinrent chez une femme porteur de deux tumeurs ovariennes, et, ce qui fait l'intérêt de cette observation, ces attaques cessèrent à l'ablation des deux ovaires (épilepsie sympathique).

A un autre point de vue, notons que l'épilepsie sait se manifester quelquefois à des périodes critiques de la vie génitale de la femme. Dans plusieurs cas, elle a paru prendre essor à la puberté. Bodon [1] a vu une jeune fille qui eut nettement sa première attaque à cette époque ; elle en eut d'autres et fut dysménorrhéique jusqu'au jour où les crises se supprimèrent et où le phénomène menstruel devint normal, sous l'influence de l'opothérapie ovarienne administrée par l'auteur.

Il existe encore une variété d'épilepsie à type menstruel ; des paroxysmes convulsifs à chaque menstruation et la coïncidence exacte des attaques avec les époques la caractérisent. Certes il y a dans les antécédents de ces malades presque toujours quelque indication permettant de rattacher à un autre point de départ la genèse de l'épilepsie, des convulsions dans le jeune âge par exemple. Malgré tout, les idées admises actuellement sur l'auto-intoxication mens-

---

[1] Cité par Lebreton, thèse 1899.

truelle peuvent bien autoriser à classer celle-ci parmi les multiples agents toxiques susceptibles d'engendrer la névrose comitiale. Il existe aussi une chorée à exacerbation menstruelle, une hystérie à manifestations menstruelles qu'on peut rapprocher des faits que nous venons de voir.

Chez une jeune fille atteinte d'épilepsie à type menstruel, Brennan [1] a pratiqué l'opération dite de la « transplantation ovarienne »; il fit, en effet, une castration, mais incomplète en ce sens qu'il laissait un fragment d'ovaire inclus dans une logette pratiquée dans le tissu utérin. Ici, cet auteur supprime la fonction externe (ovulaire) de l'ovaire, mais s'efforce par contre de parer à l'absence totale de la fonction interne, il fait donc une greffe Quel est le mobile exact qui a poussé ce chirurgien à agir de la sorte, nous ne le savons pas. Nous avons voulu simplement rapporter cette observation intéressante.

Marchand [2] a vu de l'épilepsie survenir après une ovariotomie. La malade observée dans le service du Dr Toulouse (asile de Villejuif) était primitivement atteinte d'un double kyste de l'ovaire ; elle subit l'ovariotomie double et deux mois après des crises comitiales convulsives survinrent.

Enfin le Dr Toulouse a pu améliorer quelques femmes épileptiques en les soumettant à l'opothérapie ovarienne.

Il faut en résumé penser que les principes ovariens sont capables de neutraliser à l'état normal des toxines susceptibles de se montrer épileptisantes ; l'activité ovarienne exagérée est aussi un facteur d'auto-intoxication qu'il convient de faire entrer en ligne de compte dans la genèse des accidents comitiaux.

[1] *In* la *Revue médicale* du Canada, analysé dans la *Revue de neurologie*, p. 47, 1904.

[2] *Revue de psychiatrie*, 1899, p. 280.

III. Hystérie. — Si les théories actuelles qui expliquent la production de l'hystérie satisfont pleinement l'esprit, il est permis de rappeler que de toute antiquité un point de départ organique fut assigné aux accidents hystériques. Actuellement on a pu voir que l'hystérie n'était pas une ; des lambeaux de son domaine ont été enlevés pour être rapportés à leur véritable origine. Naguère encore l'hystérie était une entité solide qu'on s'accordait à envisager comme une névrose sexuelle, génitale. Cette vieille conception compte encore quelques rares partisans (Havelock Ellis)[1] ; pour d'autres (Elie Lambotte[2]) l'hystérie féminine est nettement liée aux altérations génitales. Et ce dernier auteur, en Belgique, partant de cette assertion que les glandes ovariennes sont sûrement hystérogènes, recommande encore la testiculotomie et l'ovariotomie comme agents curateurs des hystéries mâle et femelle. Flechsich (Paul) (de Leipzik)[3] voulait aussi la castration chez les grandes hystériques avec accidents psychiques marqués. Pitres[4] montra le rôle de la suggestion dans les prétendues cures dues à cette intervention. En fait l'hystérie réveillée par des lésions annexielles appréciables (ancienne hystérie sympathique) est seule justiciable de l'opération chirurgicale (Polaillon). D'ailleurs pas plus qu'elle ne guérit l'hystérie féminine, la castration ovarienne n'est capable d'en empêcher préventivement l'éclosion. On a vu (Debove) l'hystérie apparaître chez des femmes jusqu'alors indemnes, après des ovariotomies doubles. Ces faits sont intéressants à relater, car la vieille conception (hystérie de υστερον) est encore plus commune qu'on ne pense. Malgré les phénomènes ovariens fréquents

[1] Analysé in *R. de psych.*, 1901.
[2] *Presse médicale belge*, 1899, p. 517 et suiv.
[3] *L'Encéphale* (analyse), 1885.
[4] Leçons cliniques sur l'hystérie, 1891.

au cours de l'hystérie (ovaralgie — ovarie — zones ovariennes), l'activité propre du tissu génital n'a pas, semble-
t-il, d'action déterminante sur la genèse de l'hystérie. Il
existe cependant des hystéries menstruelles, ménopausiques
et des accès conséquences d'un arrêt subit de la menstruation. Un fait reste et marque la prédominance de l'hystérie
à certains stades de l'évolution génitale : l'hystérie, si elle
ne s'est pas manifestée dans l enfance, apparaît communément à la puberté, mais ce dans les deux sexes.

IV. On connaît les théories pathogéniques de la chorée
(rhumatismale, infectieuse, théorie de l'évolution de Joffroy).
Pour cet auteur, la chorée est une altération fonctionnelle
de l'appareil nerveux moteur, sur un terrain préparé par la
dégénérescence ; la cause déterminant le trouble moteur
varie, mais il n'y a qu'une chorée. La chlorose pubérale
agit aussi bien que l'anémie gravidique dans la production
de la chorée. Selon Joffroy, elle est avant tout une névrose
d'évolution ; elle atteint de préférence les filles et dans la
seconde enfance. Mais ce qui est indiscutable, c'est le rôle
joué par l'apparition de la puberté sur l'état ou l'avenir d'une
chorée. On peut, du reste, établir les coïncidences des manifestations choréiques avec les étapes de la vie génitale chez
la jeune fille : si la puberté solutionne certaines chorées, il
en est qui s'exaspèrent à chaque flux menstruel ; chez d'autres malades, au contraire, le phénomène chorée s'améliore
aux époques. Gentin [1] a parfaitement étudié les rapports de
la chorée avec la menstruation et la puerpéralité : si l'affection disparaît à l'instauration menstruelle, il n'est pas rare
de la voir récidiver à l'occasion d'une aménorrhée acciden-
telle ou autre. Il conclut dans son travail : « La chorée est

[1] Thèse de Paris, juin 1899.

une manifestation de la dégénérescence neuro-arthritique ; elle apparaît le plus souvent chez la femme au moment de la puberté pour cesser avec l'établissement des règles ; elle reparaît quelquefois quand les règles se suppriment, en particulier au moment de la grossesse ; elle est due à une auto-intoxication de nature encore inconnue ». Cette auto-intoxication est sans doute due à des facteurs multiples et variables suivant les sujets atteints. Il était pour nous intéressant de noter ici que l'entrée en fonctions de l'ovaire à la puberté a une réelle influence sur l'évolution de la chorée. (Les choréiques présentent des troubles psychiques caractérisés ; Mairet a décrit une folie choréique qui a sa place en nosographie avec les autres psychoses de la puberté.)

V. Nous avons vu la migraine, les algies, les névralgies de valeur diverse qu'on rencontre dans la série d'états qui va de l'insuffisance ovarienne à l'absence complète fonctionnelle des ovaires Les castrées, les insuffisantes, les ménopausiques, présentent souvent, outre ces phénomènes, des symptômes hystériformes avec sensation de boule hystérique. La neurasthénie est fréquente dans ces états pathologiques ; il n'est pas rare de voir les suites d'une ovariotomie assombries par une véritable neurasthénie. Les manifestations neurasthéniformes chez les opérées de l'ovaire, les femmes en retour d'âge et les malades dysménorrhéiques, sont d'une grande fréquence. Cette coexistence n'est d'ailleurs qu'un cas particulier de cette loi plus générale : la neurasthénie est directement liée à toutes les génitopathies chez la femme. La neurasthénie par déficit ovarien est souvent améliorée par l'opothérapie ovarienne ainsi que nous le verrons plus loin.

Les syndromes que nous venons d'étudier dans leurs rapports avec la fonction ovarienne ont en résumé quelques phénomènes qui paraissent nettement déterminés par l'activité de la glande génitale. Mais ces déterminations sont épisodiques et n'ont pas de valeur pathogénique. Il n'en est pas de même maintenant en ce qui concerne cette autre affection, le goître exophtalmique.

VI. Goître exophtalmique. — Cette maladie est souvent en fonction directe de ce qu'on a appelé l'hyperthyroïdisme. C'est l'opinion de la majorité. Mais nous disons : souvent, parce que dans quelques cas les phénomènes cliniques observés concourent à donner raison aux partisans des théories pathogéniques autres que la théorie thyroïdienne. Parmi les cas nombreux où l'activité thyroïdienne semble surtout en cause, un fait nous intéresse, c'est la parenté qui, chez les basedowiennes, unit la réaction pathologique du corps thyroïde aux phénomènes utéro ovariens. On a même affirmé que le goître exophtalmique chez la femme dépendait d'une insuffisance ovarienne. Nous allons revenir sur ce point. Disons avec Moreau, qui a étudié cette origine génitale chez la femme du goître exophtalmique, qu'en somme dans l'étude pathogénique de cette affection il faut faire preuve d'un sage éclectisme.

En effet, le syndrome basedowien n'est pas d'abord une entité clinique parfaite : depuis le goître exophtalmique avec bradycardie, avec exophtalmie unilatérale, jusqu'aux formes très frustes, il y a toutes sortes de modalités Il semble que le syndrome soit déterminé par les causes les plus diverses ; et les facteurs étiologiques sont à ce point multiples qu'on est en droit de se demander si le problème complexe de ses origines sera jamais solutionné. La maladie, rare dans l'enfance, souvent apparue à la puberté, est plus fréquente chez la femme. On l'a vue déterminée par des points de départ agissant par mécanisme réflexe sans doute, provoquée par une lésion du nez, de la gorge. Grawes en faisait une maladie de cœur, d'autres une compression vasculo-nerveuse et mécanique localisée au cou. A côté de l'hystérie, on l a qualifiée névrose, belle parenthèse, où plus n'est besoin de concevoir quelque cause ou lésion définies. Les théories nerveuses abondent (altération bulbaire; modifications diverses du grand sympathique). Les hypothèses se combinent adroitement encore et s'étayent mutuellement : le grand sympathique préside à l'hyperthyroïdisme. Les recherches modernes ont apporté la notion de l'intoxication (hépatique, intestinales[1]). Nos connaissances, enfin sur les relations fonctionnelles des glandes internes permettent de faire une généralisation plus vaste même : de la rupture de l'équilibre des sécrétions internes peut naître l hyperthyroïdation et celle-ci a été liée aux insuffisances hépatique, surrénalienne, hypophysaire, thymique, génitale On a vu le processus morbide intéresser plusieurs glandes à la fois : maladie de Basedow coexistant avec le diabète, le syndrome addisonien, le gigantisme. Salmon a montré le rôle de l'hypophyse dans sa production ; il existe du goître exophtalmique une conception parathyroïdienne. Mais l'intoxication thyroïdienne est considérée avant tout comme étant le facteur étiologique principal.

Et cette intoxication proviendrait de l'hyperfonctionnement du corps thyroïde. Que celui-ci soit de cause locale ou centrale (fibrome de la thyroïde ou insuffisance hépatique déterminant l'hypersécrétion thyroïdienne), peu importe, l'effet est le même : la thyroïde verse dans l'économie des produits toxiques susceptibles de provoquer l'ensemble des symptômes basedowiens. Pour la plupart des auteurs, le fait intéressant c'est, avant tout, l hyperthyroïdisme. Main-

---

[1] Joffroy a vu des phénomènes basedowiens dans l'intoxication par les alcaloïdes (digitaline) et Bouchard a, chez le lapin, obtenu de l'exophtalmie par l'injection d'urines toxiques.

tenant il est logique de penser que la cause qui produit cette exagération fonctionnelle n'est pas une. Qu'un des organes antagonistes physiologiques de la thyroïde soit annihilé en même temps et il sera rationnel de penser que le corps thyroïde est entré en hyperactivité pour parer à l'insuffisance des premiers. C'est ainsi que les partisans de la théorie ovarienne conçoivent l'entrée en fonctions pathologique de la thyroïde ils pensent qu'elle est, chez la femme, secondaire à une insuffisance ovarienne. Mais leurs conceptions sont trop exclusives, c'est à peine s'ils placent sur le même pied que le déficit ovarien, l'insuffisance thymique. L'hypothèse d'une rupture d'équilibre entre la thyroïde et ses antagonistes (ovaire, thymus) a fait tenter dans le goître exophtalmique l'une et l'autre des deux médications, ovarienne et thymique.

Il faut aussi admettre que l'hypersécrétion thyroïdienne se manifeste en réalité pour parer à des besoins multiples de l'organisme, qu'elle est encore le signe pathologique de bien d'autres ruptures de l'équilibre humoral. Les conceptions pathogéniques diverses de la maladie de Basedow alors ne s'excluent plus et plusieurs d'entre elles ressortissent à des cas particuliers d'une même loi générale. L'aboutissant final de telles ruptures dans l'harmonie fonctionnelle du métabolisme, traduites par la suractivité pathologique de la sécrétion thyroïdienne, constitue un goître exophtalmique plus ou moins complet et dont le tableau clinique a une pureté plus ou moins classique. L'hyperthyroïdisme est le fait commun à peu près indéniable; on admet que la sécrétion de la glande peut encore être altérée après avoir été exagérée. Ainsi s'explique le myxœdème paradoxal qu'on a vu compliquant le goître exophtalmique. Les succès du traitement thyroïdien dans la maladie de Basedow s'appliqueraient à ces cas de sécrétion thyroïdienne altérée ; et chez la majorité des basedowiens, simplement hyperthyroïdés, on conçoit, sans peine que ce même traitement ait pu exagérer le tremblement, déterminer des symptômes aigus et la mort. Une preuve éclatante de l'hyperthyroïdation dans le goître oxophtalmique peut être tirée des faits suivants ; la thyroïdine employée dans quelques cas d'obésité, de psoriasis, etc., a provoqué d'une manière inattendue le syndrome basedowien (Notthaft, Boinet).

La théorie thyroïdienne est donc admissible ; mais elle laisse subsister la recherche utile, indispensable, des causes de l'hyperthyroïdisme.

Chez la femme toute une école fait de cette hypersécrétion l'aboutissant obligé d'une insuffisance ovarienne ou le retentissement fréquent de quelques lésions utéro-ovariennes. Les moins affirmatifs se contentent de faire valoir les rapports de coïncidence qui existent entre la maladie de Basedow et les processus génitaux, les accidents gynécologiques. (Travaux de Jouin, thèse de Moreau, thèse de Tillé, art. de Parhon et Goldstein, etc. Voir Bibliographie.)

a) *L'étude des fonctions antagonistes thyro-ovariennes* permet de comprendre les ruptures qui peuvent survenir dans l'équilibre fonctionnel des deux glandes. Parhon et Goldstein *(loco citato)* ont montré le parallèle qu'on peut établir entre l'hyperproduction thyroïdienne et les phénomènes d'insuffisance ovarienne. Les deux processus ont une symptomatologie comparable : vaso-dilatations, bouffées de chaleur, tachycardie. La thyroïde exerce une action d'arrêt sur la menstruation. On trouve chez les basedowiennes de l'aménorrhée, de la dysménorrhée. L'aplasie génitale dans le goître exophtalmique a été signalée par Fischer.

b) *Les rapports marqués du goître exophtalmique et des grands processus génitaux* sont intéressants à connaître.

Lorsque la maladie s'installe en pleine puberté, l'aménorrhée
et le retard de l'instauration menstruelle ne sont pas rares.
Aux époques menstruelles, la basedowienne a ses fonctions
génitales troublées ; la dysménorrhée, la suppression complète même des règles font partie du complexus symptoma-
tique de l'affection. Dans l'état opposé (myxœdème) l'inverse
se produit : les ménorragies sont fréquentes. Les relations
entre la grossesse et le goître exophtalmique sont manifestes
(Moreau) : goître exophtalmique de la grossesse, consécutif
au travail. Par contre on a vu (Hertoghe) la maladie de
Basedow s'amender au cours de la grossesse et de la lactation, pour reparaître après le sevrage[1]. Tantôt la grossesse
exagère la maladie quand celle-ci préexiste, tantôt elle
l'améliore. On a vu le goître simple se transformer en
véritable goître exophtalmique à la faveur d'une grossesse.
Dans une observation de Delaunay, la maladie de Basedow
est enfin apparue à l'âge critique ; dans d'autres cas, au
contraire, la ménopause a provoqué la sédation des
symptômes.

*c*) Les relations de la maladie avec des *accidents gynécologiques* et des *altérations utéro-ovariennes* sont à remarquer.
Dans plusieurs cas, le traitement d'une affection des organes génitaux évoluant en même temps que le goître exophtalmique a eu un heureux effet sur sa marche. Par contre,
la maladie est apparue lors d'une intervention dirigée sur
l'utérus. L'étude des rapports qui unissent le syndrome
basedowien à la pathologie utérine a été faite par Jouin ;
il conclut, et nous connaissons ses conclusions, à l'antagonisme des fonctions de l'ovaire et de la thyroïde.

*d*) Enfin, on a pu émettre l'hypothèse que la maladie de
Basedow était liée à l'*insuffisance ovarienne*. Les motifs d'une

---

[1] Rapporté par Moreau. Thèse de Paris, 1899.

telle supposition sont uniquement basés sur : 1° la connaissance des rapports que la maladie paraît avoir avec quelques phénomènes d'ordre utéro-ovarien ; 2° la connaissance certaine de l'antagonisme ovaire-thyroïde. Et ce dernier ordre de faits seul légitime à bon droit la théorie ovarienne de quelques goîtres exophtalmiques chez la femme. Muret, sans bases évidentes, proposait cependant, avant que cet antagonisme fonctionnel soit connu, l'opothérapie ovarienne dans la maladie de Basedow. Blondel, lui, met en évidence les rapports fonctionnels non seulement de l'ovaire, mais encore du thymus, avec le corps thyroïde, et partant, propose la médication soit thymique, soit ovarienne. Moreau, après Jouin, conclut nettement à un rôle hypothétique de l'insuffisance ovarienne, dans la production des phénomènes basedowiens. Selon lui, chez la femme, ils sont liés à une hypersécrétion de la thyroïde, ou, ce qui revient au même, à une insuffisance ovarienne, ou mieux encore, « à un défaut d'équilibre entre les deux au profit de la thyroïde et aux dépens de l'ovaire ». Nous sommes finalement, en admettant le rôle du déficit ovarien, ramenés au point de départ : l'hyperthyroïdisme.

Nous verrons plus loin (2ᵉ partie, ch. III) les résultats obtenus chez les basedowiennes par l'usage de l'opothérapie ovarienne.

# CHAPITRE V

## Le rôle de la fonction interne de l'ovaire en pathologie mentale

Disons tout de suite que nous ne savons rien de l'influence possible de la fonction interne de l'ovaire sur le développement intellectuel et l'état des fonctions psychiques. Nous ne savons pas si on est en droit même d'établir une relation quelconque entre l'activité physiologique du tissu génital et l'intégrité fonctionnelle des centres. On a fait de multiples hypothèses sur la nature des relations du tissu génital et des fonctions psychiques. Certes, il faut admettre que la seule présence des glandes reproductrices, et qui amène avec elle la caractérisation sexuelle secondaire somatique, développe dans l'être une foule de sentiments, d'idées élevées en relations étroites avec la fonction génitale. Sylvio Venturi, dans ses « Corrélations psycho-sexuelles », a remarquablement étudié les rapports qui unissent la différenciation sexuelle à l'idéation. Mais, par contre, il montre comment l'absence, l'anomalie ou l'altération de l'appareil génital et des glandes sexuelles peuvent produire l'insuffisance ou la perversion des idées touchant la notion sexe et la conception amour. Par suite, dans ces circonstances pathologiques surviennent des altérations intellectuelles marquées. Sur ces données, Sylvio Venturi fonde même une conception vraiment trop exclusive, inadmissible, de la folie ; les manifestations psychiques morbides, même les plus opposées, sont d'après lui à détermination constamment sexuelle. Dans ces corrélations psycho-sexuelles que l'investigation psycholol-gique, stérile, peut analyser à l'infini, une chose intéresse : l'instinct sexuel. Est-il, comme on l'a pensé, sous la dépendance organique de la fonction interne des glandes génitales? Sur ce point, nous ne savons pas grand chose de précis ; les appétits sexuels, eux, ne lui paraissent pas liés non plus. A bien regarder, ils ne sont pas notoirement diminués chez la femme après la castration ovarienne. En somme, l'ovaire, par sa fonction interne, a-t-il une action quelconque sur l'activité physiologique des centres? De l'absence de cette fonction interne, de son insuffisance ou de son altération, peut-il naître des troubles psychiques définis? On l'a supposé, nous avons déjà vu ces troubles des fonctions ovariennes invoqués pour expliquer la production de quelques maladies mentales, apparemment liées à l'évolution génitale de la femme.

Quand on généralise, la fonction interne de la glande génitale apparaît isolément comme un des innombrables actes du métabolisme. Elle participe au maintien de l'équilibre humoral, de la corrélation générale, de la même façon que les autres fonctions physiologiques d'organes à sécrétion interne. Et quand cet équilibre est rompu pour quelle cause que ce soit et que le milieu intérieur, le sang, est ainsi altéré, quand une toxine endogène circule, nous savons alors que le trouble mental, le délire, est susceptible d'apparaître. Il est donc logique d'admettre que toute modification pathologique des sécrétions internes peut être le point de départ d'un accident psychique. Au même titre que l'alcoolisme, le brightisme ou l'insuffisance hépatique sont aptes à provoquer ces auto-intoxications qu'on invoque si souvent à l'heure présente dans la pathogénie des troubles mentaux. Il est encore des délires, des psychoses d'origine thyroïdienne (idiotie myxœdémateuse et crétinisme mis à part) qu'engendre l'hypersécrétion thyroïdienne, l'hyperthyroïdation médicamenteuse et les dysthyroïdations. Les troubles de la sécrétion ovarienne peuvent bien aussi, au même titre, avoir un rôle analogue dans quelques cas ; ce rôle ne nous est pas encore connu. On peut l'invoquer par analogie.

Nous passerons ici en revue trois points de la question, et qui sont intéressants au plus haut degré ; nous étudierons brièvement les psychoses consécutives à la castration (déjà vues ailleurs), les folies sympathiques de l'ovaire, l'ovariotomie moyen curateur d'aliénation mentale.

*a*) Nous savons que la *castration ovarienne* provoque des désordres psychiques et aussi de véritables psychoses. Comme nous avons déjà traité la question dans un précédent chapitre, nous rappellerons simplement que l'étude des maladies mentales en relations avec la seule ovariotomie double n'est pas encore nettement séparée de l'étude des délires multiples et des psychoses à facteurs étiologiques divers qui peuvent survenir dans la période post-opératoire ; que la question restant ainsi complexe, les statistiques demeurent difficiles à interpréter ; que l'importance de la suppression de la sécrétion interne de l'ovaire est pourtant quelquefois invoquée (M^me Margoliès) ; que Delbet dénie toute influence intellectuelle à cette suppression opératoire ; selon lui, le caractère seul de la castrée subit des modifications du fait de l'absence ovarienne.

*b*) Quand l'ovaire ne manque pas, mais qu'il est lésé (affections organiques, tumeurs, réactions inflammatoires, ectopies), on peut encore voir survenir des troubles psychiques. Bien avant que la notion de fonction interne de l'ovaire fût possédée, et encore aujourd'hui, la question a pu se poser ainsi : Y a-t-il *folie sympathique ?* Ici le mécanisme réflexe est invoqué. Et à la faveur de l'affection ovarienne se développe alors toute une série de troubles réflexes qui vont de la douleur physique ovarienne à la mélancolie. A ce vaste ensemble de troubles nerveux et psychiques appartiennent certainement des réactions simplement liées à des altérations de la corrélation ovarienne. Ici encore, il est difficile de faire quelque classification, car la question se complique de celle des troubles psychiques réflexes à point de départ génito-urinaire en général. Et les auteurs qui, comme Hobbs, étudient les troubles intellectuels de cette sorte posent souvent la question d'une façon plus générale encore : ils traitent des rapports de la folie et des affections pelviennes. Néanmoins, le domaine des folies sympathiques utéro-ovariennes se trouve singulièrement démembré. Plusieurs de ces anciennes folies, associées ou sympathiques, sont, à l'heure actuelle, rattachées avec une tendance évidente à d'autres processus. Ainsi l'on décrivait autrefois parmi elles une folie pubérale, une folie menstruelle, puerpérale, climatérique. Selon l'ancienne conception, elles étaient l'association d'une folie simple (mélancolie, manie, par exemple) avec ici un phénomène physiologique ou pathologique de l'évolution génitale. Actuellement, pour des motifs encore bien théoriques, la plupart de ces anciennes psychoses sympathiques sont regardées par quelques-uns comme provoquées en grande partie par l'auto-intoxication génitale, l'insuffisance des fonctions menstruelles, etc. A la vieille folie sympathique puerpérale, on a de même, scientifiquement, arraché ce qui revient à l'auto-intoxication, aux processus infectieux. Et l'histoire des folies sympathiques aurait vécu s'il ne subsistait la classe confuse des manifestations mentales écloses à la faveur d'une lésion organique tangible.

*c)* L'*ovariotomie, moyen curateur* d'aliénation mentale, fait partie du traitement chirurgical de la folie, systématiquement recherché par plusieurs auteurs. Il existe des amé-

liorations positives obtenues par l'ovariotomie chez des
aliénées. Mais chez la plupart, cette intervention n'a qu'une
valeur incidente et, pratiquée chez une malade quelconque,
elle est généralemeet nécessitée par une tumeur ou une
lésion ovarienne sérieuse.

Nous avons vu aussi qu'il est des psychoses menstruelles
vraies ; il n'est pas sans intérêt de constater l'importance
qu'acquièrent à première vue en aliénation mentale les
phénomènes menstruels, les altérations menstruelles, les
exacerbations des troubles psychiques à chaque menstruation ou à l'époque des règles absentes. L'aménorrhée est si
courante chez les aliénées qu'on en tient rarement compte ;
la toxémie menstruelle périodique amène communément
des recrudescences dans le délire et les manifestations morbides. Il faut savoir faire la part de ce qui revient vraiment
au trouble menstruel dans l'apparition des symptômes et la
part de ce qui appartient à de simples coïncidences L'observation vulgaire tient grand compte de ces dernières. A
vrai dire, sauf encore dans les psychoses génitales ou sup-
posées telles, les altérations de la fonction menstruelle sont,
chez les aliénées, plus souvent effet que véritablement cause.
L'étude méthodique de la menstruation est encore à com-
pléter malgré les travaux publiés ¡Salerni, 1904).

Enfin, on a, à l'examen nécropsique, systématiquement
examiné les ovaires de quelques aliénées. Sylvio Venturi[1] a

---

[1] Rapporti fra cervello, testicoli et ovaje nelle pazzie evolutive. — Arch. di psi-
chiatria, scienze penali e antropologia criminali — vol. XVI, fasc. III. — « Chez
les aliénés, la diminution du poids de l'encéphale due aux processus d'atrophie
involutive précoce, trouve un parallèle presque exact dans la diminution du poids
des testicules. Chez les femmes, la loi de corrélation entre le poids de l'encéphale et celui des ovaires n'a plus la même justesse, ce n'est qu'une approxima-

pesé des ovaires et des testicules et a comparé leur poids à
celui de l'encéphale ; il a cru pouvoir établir une loi de
corrélation entre l'état des glandes génitales et celui du
cerveau, loi dont il se sert pour étayer sa conception générale des relations psycho-sexuelles, que nous avons déjà
vue.

On a de même examiné des ovaires de démentes précoces.

Dans la paralysie générale, on a noté la disparition partielle des ovules. Marchand, qui a fait cet examen des ovaires de paralytiques générales, rapproche ce fait de l'aménorrhée habituelle dans cette affection ; il pense encore, après
l'examen des ovaires de femmes syphilitiques chez lesquelles
il n'a pas retrouvé une telle altération, que cette lésion est
en définitive bien propre à la paralysie générale (conclusions
identiques en ce qui concerne le testicule).

Bien que ces considérations éparses d'anatomie pathologique n'aient qu'un rapport éloigné avec notre sujet, il nous
a paru utile de les rapporter ici. L'étude anatomique de
l'ovaire n'est pas faite chez les aliénées, même chez celles
dont on rattache hypothétiquement l'affection à des désordres
génitaux. Il serait vraiment paradoxal que la physiologie
pathologique de l'ovaire fût mieux connue. Mais elle ne l'est
pas, et en médecine mentale, il faut, pour conclure, bien
reconnaître que toutes les théories génitales invoquées sont
du domaine de l'hypothèse pure. Particulièrement l'Ecole
de Heidelberg a émis celle hardie des origines toxi-génita-
les de quelques psychoses. Trop vite, on lui a reproché d'être
tombée dans le défaut et l'insuffisance spéciale à tous les

tion. Les testicules sont diminués en poids, en volume et en consistance ; pendant
la vie, ils fournissent une indication permettant de diagnostiquer l'atrophie cérébrale corrélative. » Analysé par Cainer.— *Revue de Neurologie*, p. 561, 1895.

aliénistes, et qui se traduit par l'extrême besoin de bâtir une théorie comme aussi d'édifier une classification.

* *

Dans la seconde partie de ce travail, après un court exposé de son histoire et de sa pratique, nous étudions les essais d'opothérapie ovarienne faits en pathologie nerveuse et mentale.

# DEUXIÈME PARTIE

## Les Essais d'opothérapie ovarienne en pathologie nerveuse et mentale

---

### CHAPITRE PREMIER

#### De l'Opothérapie ovarienne

1. — Après la célèbre communication de Brown-Séquard à la Société de biologie (1ᵉʳ juin 1889), de nombreux médecins s'engagent dans la voie tracée par ce savant et font connaître les résultats positifs ou négatifs qu'ils obtiennent avec la nouvelle médication « orchitique ». Puis, s'inspirant de Brown-Séquard qui, concurremment à l'extrait testiculaire d'animaux, avait aussi préconisé le liquide ovarique chez la femme, Villeneuve (de Marseille) emploie chez trois de ses malades l'extrait d'ovaire de cobaye (août 1889); il améliore ainsi l'état d'une femme privée de ses deux ovaires et constate chez elle le « réveil des fonctions génitales ». Puis, chez quarante-six malades, ou séniles, ou hystériques, ou atteintes d'affections utérines, Mᵐᵉ Brown fait en Amérique de l'organothérapie ovarienne, et Brown-Séquard fait connaître les observations de ce médecin. Mais, à cette époque, c'est surtout contre l'état de sénilité qu'est dirigée la médication ovarienne; la notion d'insuffisance ovarienne telle qu'elle

est apparue depuis, ne préside pas encore à ces premiers essais. A cette période du début de l'opothérapie par les glandes génitales, on cherche surtout à utiliser les prétendues propriétés « invigorantes », « dynamogéniantes » de l'extrait testiculaire. Et ce dernier est, d'après Brown-Séquard, « dynamogéniquement plus actif » que le liquide ovarique ; il est fréquemment même injecté à des femmes.

Peu à peu, cependant, l'opothérapie ovarienne prend place dans la thérapeutique et, à partir de 1896 surtout, les essais et les travaux faits sur ce sujet se multiplient. Ce sont les chirurgiens qui, en faisant connaître les troubles de la ménopause post-opératoire, ont sollicité une étude meilleure des fonctions ovariennes, et ont réclamé pour leurs opérées la suppléance à l'hypo fonction, à l'absence des ovaires, par le traitement organothérapique. En même temps que Mainzer, Chroback, Richard Mond, Kleinwachter, Sceligmann, Bernstein, etc., publient les observations nombreuses de malades soumises à l'ovariothérapie ; en France : Jayle, Lissac, Touvenaint, Jouin, Spillmann et Etienne, Maurange, Muselier, Gilbert et Weil, Bestion de Camboulas, Dalché, multiplient les observations et les travaux sur ce sujet. Jacobs, en Belgique ; Muret, en Suisse, et en Italie : Carlo Fideli et Rebuschini travaillent dans la même voie.

En 1899, cinq thèses inaugurales sont soutenues sur ce sujet en France (thèses de Moreau, Thiercelin, Lebreton, Gilbert, Prosper Mossé). On trouvera enfin des indications plus exactes sur ces travaux et sur les publications relatives à l'ovariothérapie dans l'Index bibliographique placé à la fin de cette étude.

. A l'heure actuelle, les travaux de Ancel et Bouin sur la glande interstitielle du testicule font remettre en honneur, par quelques auteurs, les idées déjà émises par Prenant, en 1898, sur une thérapeutique possible par les corps jaunes ovariens. Depuis les essais de Lebreton en France, d'autres tentatives ont été faites à l'étranger avec de l'extrait de corps jaune, notamment par Fraenkel [1].

II. Les maladies et les symptômes qu'on a essayé de combattre ou d'améliorer par la médication ovarienne sont innombrables. Des multiples tentatives faites, et dans les sens les plus divers, il ressort que, si d'abord l'ovaire a été employé principalement contre les troubles dus à l'involution sénile, son emploi est actuellement régi par des indications plus précises ; il est rare de voir formuler l'ovarine à de vieilles femmes. La méthode semble surtout utile dans les accidents nerveux et les troubles fonctionnels de la ménopause artificielle ; on traite de même les accidents de la ménopause physiologique, de la ménopause précoce, et de l'instauration menstruelle à la puberté. Les phénomènes d'aménorrhée ou de dysménorrhée paraissent dans certains cas pouvoir être combattus utilement par l'organothérapie ovarienne. Sous l'impulsion de Spillmann et Etienne, la médication s'était étendue aux chlorotiques ; il paraît, bien que la théorie de la chlorose ovarienne ait été battue en brèche, que cependant quelques chloroses pubérales intimément liées à des accidents de menstruation, retirent un certain profit du traitement ovarien. On a fait aussi, nous verrons plus loin ce qu'il en faut penser, de l'ovariothérapie chez des basedowiennes. Les essais de Senator et de Bernstein, qui l'ont employée dans l'ostéomalacie, ne semblent pas avoir été renouvelés ; Senator prétendait en avoir retiré un effet utile. Ce fait est en opposition complète avec les constatations de Fehling sur l'action bienfaisante de la castration chez quelques ostéomalaciques et en opposition aussi avec les faits d'ostéomalacie animale inoculable. Nous ne

[1] *Archiv. für Gynäkologie*, 1903,

pouvons encore énumérer ici tous les cas dans lesquels le traitement ovarien a été institué. Nous verrons tout à l'heure l'usage qu'on en a fait dans le domaine de la neurologie et de la psychiatrie. Disons pour conclure que c'est en somme surtout contre le phénomène : insuffisance ovarienne, plus ou moins apparent, que le praticien est en droit d'utiliser la thérapeutique par les préparations d'ovaire, d'ailleurs inégalement actives.

III. Cette inégalité d'action tient certainement à la diversité des produits utilisés et à la posologie trop variable des auteurs. Nous allons, d'une façon sommaire, dire quelles sont les préparations communément employées.

La médication idéale par l'ovaire serait la greffe à la façon de Schiff ; nous avons vu qu'il a été fait quelques greffes thérapeutiques dans ce sens.

En thèse générale, on utilise les ovaires de vache, génisse ou brebis. On a proposé quelquefois les ovaires de jument, d'ânesse ou de truie. Chaque espèce animale a ses avantages et ses inconvénients ; les plus faciles à se procurer sont les ovaires de vache ou de brebis. On les emploie à l'état frais, à l'état de dessiccation, à l'état de préparation pharmaceutique, liquide ou substance pulvérisée.

L'ingestion de glande crue est la méthode par excellence. On donne *pro die* de 5 à 20 grammes d'organes frais. La malade peut ingérer à son gré la quantité de glande déterminée par une pesée, hâchée ou broyée, dans un pain azyme, dans du sucre en poudre, du lait, du bouillon ou sur du pain grillé. Le procédé répugne à beaucoup de malades, les ovaires contiennent des substances grasses d'un goût désagréable. Il est, enfin, souvent difficile de trouver à volonté des glandes fraîches ; en tout cas, celles ci doivent être choisies par un vétérinaire.

La dessiccation et la pulvérisation des glandes fraîches

fournissent le produit qui est d'un emploi courant : ovarines, oophorines, ovairines, ovaraden (extrait sec préparé de Knoll). Suivant que la poudre d'ovaires est ou non ramenée par le fabricant à son poids primitif d'ovaire (adjonction d'une poudre excipiente), la posologie varie. Les poudres brutes représentent généralement de 12 à 15 pour 100 du poids primitif des ovaires frais. 1 gr. 50 de poudre d'ovaires correspond à peu près à un ovaire de vache. On a donné de 0,10 centigr. à 6 grammes de poudre d'ovaires. Généralement l'ovarine du commerce ramenée au poids d'ovaire se donne de 1 à 2 grammes par jour. (Cachets, tablettes, pilules, comprimés.)

Il existe des préparations liquides d'extrait d'ovaire pour ingestion, (lavements). Mais la préparation liquide la plus connue est le liquide ovarique glycériné de Brown-Séquard-d'Arsonval. On a remplacé leur mode de préparation par des procédés de stérilisation plus modernes. L'extrait liquide glycériné est utilisé en injections hypodermiques et est titré le plus souvent à 1 gramme de substance ovarienne pour 10 ou mieux 5 centimètres cubes de véhicule glycériné.

On a fait des injections intra-veineuses ; on a même mis le suc organique sur le derme mis à nu par un vésicatoire (M^me Brown). Comme le produit le plus répandu est encore l ovarine ou les dérivés similaires, c'est à celle-ci qu'on s'adresse généralement quand on a à instituer un traitement ovariothérapique.

D'ailleurs, la médication est d'une parfaite innocuité. On a pu donner à des malades et sans danger, jusqu'à 65 grammes d'ovaire cru. La toxicité de l'ovaine fraîche, c'est-à-dire altérée par la fermentation, est négligeable. On note quelquefois, au cours du traitement, de la sueur venant en crises abondantes, de légères ascensions thermiques, une diarrhée transitoire. On a vu aussi outre l'accroissement du volume des urines émises dans les vingt-quatre heures, une augmentation anormale du taux des phosphates dans l'urine. Robin et Dalché pensent qu'il faut chez les malades soumises au traitement ovarien « vérifier si la phosphaturie n'enlève pas le bénéfice de la thérapeutique par une perte quotidienne accentuée ». Nous avons vu que cette phosphaturie des malades sous l'influence de l'opothérapie ovarienne n'était pas admise par tout le monde. Enfin, la seule contre-indication qui puisse faire suspendre le traitement est, d'après Robin et Dalché, la possibilité d'une grossesse (?).

Nous ne dirons rien des extraits de corps jaune (la préparation de tels produits semble difficile à réaliser purement et partant la dose utile difficile aussi à préciser), ni des essais d'opothérapie combinée qu'on a pu faire avec les préparations d'ovaire : association de deux extraits d'organes, association d'un médicament et de l'extrait d'organe.

## CHAPITRE II

**Opothérapie ovarienne dans les maladies nerveuses et mentales survenant aux phases physiologiques de la vie génitale**.

Nous savons que l'opothérapie ovarienne trouve son utile emploi dans toute une série d'accidents pathologiques apparus aux grandes crises physiologiques génitales de la femme. Chez elle encore, on utilise cette médication dans les désordres fonctionnels et somatiques qui font suite à la castration bilatérale. De fait, la symptomatologie des insuffisances ovariennes est faite de manifestations nerveuses, surtout; nous verrons ici comment on les a combattues. En plus, nous exposerons l'emploi, rare encore, fait de l'ovariothérapie en médecine mentale, dans les psychoses de la puberté, de la menstruation, etc..., de la ménopause enfin.

I. **Puberté**. — L'opothérapie ovarienne semble à cette époque indiquée dans l'aménorrhée primitive et dans les processus d'aplasie génitale, qui constituent les retards de la puberté. Mais on s'en est servi surtout pour combattre la chlorose, souvent avec succès, quelquefois inutilement (Spillmann et Etienne; Fideli; Muret; Jacobs; Touvenaint; Gilbert et Weil; Demange, etc...). La médication n'a pas été employée dans les affections nerveuses caractérisées qui peuvent apparaître à la puberté. En psychiatrie, son emploi a été indiqué par quelques auteurs dans les *psychoses pubérales vraies*. Régis pense que le traitement ovarien peut améliorer dans ces cas les jeunes filles en imminence de menstruation. « Chez les jeunes filles, j'ai obtenu de réels succès par l'emploi de l'ovarine, méthodiquement suivi et surveillé. Bestion de Camboulas, dans sa thèse sur le suc ovarien, en rapporte aussi quelques-uns. Jacob, Raulier, Comberlach en ont cité, à leur tour, de caractéristiques[1] ».

Dans la *démence précoce* de Kræpelin, il n'a pas été publié, semble-t-il, d'essais importants faits avec cette médication, quoique l'opothérapie ovarienne soit souvent indiquée par les auteurs. En réalité l'opothérapie n'est pas d'usage courant en psychiatrie; ici on a également conseillé l'emploi des préparations thyroïdiennes (chez les catatoniques). Personnellement, nous avons soumis deux démentes précoces à l'opothérapie ovarienne, en partant de cette indication : l'aménorrhée, et en surveillant de près les malades. Chez l'une l'amélioration de la sitiophobie a paru coïncider avec l'usage fait des préparations ovariennes; chez l'autre, aménorrhéique depuis longtemps, une ménorragie mal caractérisée (cependant sans caillots) est apparue à la cessation du traitement ovarien. Chez ces deux malades les symptômes psychiques ne furent jamais influencés. Le traitement, dans un cas, nous a paru procurer une certaine excitation générale de la malade. Il a pu même causer un état d'agitation manifeste chez une autre démente précoce, dont nous devons l'observation à notre excellente camarade Mlle le Dr Pascal, interne des asiles de la Seine.

(Voir ces trois observations à la fin de ce travail.)


**II. Menstruation.** — L'opothérapie ovarienne est utile dans l'aménorrhée et la dysménorrhée. Les troubles nerveux qui accompagnent ces états de la fonction menstruelle sont

---

[1] *Loc. citat.* p. 531.

souvent heureusement influencés par un tel traitement (névralgies, céphalée, migraines, troubles hystériformes, neurasthénie des insuffisantes ovariennes). Nous renvoyons pour ces troubles menstruels et ce qui concerne leur traitement par l'opothérapie ovarienne à la thèse de Gilbert.

(Paris, 1899). Au cours des accidents psychiques qui peuvent troubler la menstruation, la même méthode aussi semble indiquée.

Dans les *psychoses menstruelles*, l'ovariothérapie a place à côté de la médication emménagogue. Si celle-ci permet de remplir l'indication qui semble utile au premier chef : amener le flux menstruel à la normale, solliciter son apparition s'il fait défaut, on est en droit de chercher à pallier à l'insuffisance des fonctions de l'ovaire par l'opothérapie. C'est ainsi que Régis aurait obtenu : « dans les psychoses menstruelles vraies, des résultats excellents, de même que, toutes proportions gardées, dans les vésanies pures avec paroxysmes coïncidant avec des époques dysménorrhéiques. »

Nous rapportons plus loin l'observation d'une psychose menstruelle, à type prémenstruel, que nous avons heureusement traitée par l'ovarine ; mais comme notre malade a présenté des manifestations hystériques, notre traitement a pu agir aussi par auto-suggestion de la malade.

— Dans les psychoses puerpérales, c'est à peine si on a institué rarement le traitement thyroïdien ; l'emploi des produits ovariens est à essayer dans ces psychoses, suite d'accouchement, et dont le délire est par exemple paroxysmique au premier retour de règles, dans les psychoses de la lactation. (Le professeur Mairet, en 1890, a soigné deux malades atteintes de délire *post-partum* avec du liquide testiculaire et ovarique en injections : améliorations).

III. Ménopause artificielle *(psychoses post opératoires)*. —

La médication ovarienne a eu ici ses effets les plus constants ; elle a, après la castration ovarienne, pu supprimer les troubles congestifs, les bouffées de chaleur, les crises de sueur, l'obésité habituelle. Elle a aussi atténué les troubles nerveux qui font suite à l'ovariotomie : les hyperesthésies, les névralgies, la céphalalgie, l'insomnie, la neurasthénie, les accès hystériformes, les troubles psychiques qu'on observe alors. Pratiquée par Villeneuve et M^me Brown, dès l'abord, l'opothérapie ovarienne a été utilisée dans la ménopause opératoire, par Régis, Richard-Mond, Mainzer, Muret, Jayle, Jacobs, Lissac, etc... Elle compte dans ces cas ses plus beaux succès ; elle agit mieux ici que dans la ménopause naturelle, quoi qu'en pense Jacobs.

Il est des observations intéressantes à lire et à connaître : Mainzer a rapporté l'histoire de plusieurs femmes dont l'état mental fut amélioré par la médication ovarienne (une fois : disparition des idées de suicide). Régis, en 1893, a publié « un cas de folie consécutive à une ovarosalpingectomie » ; la malade, âgée de 35 ans, avait subi l'ablation bilatérale des annexes, elle présenta du délire toxique aigu suivi plus tard de confusion mentale. Elle fut soumise aux injections de suc ovarien et l'on vit une amélioration très nette, mais transitoire dans le trouble psychique.

Tambroni (de Ferrare) a vu l'état mental d'une femme devenue aliénée, après une ovariectomie, s'aggraver, par contre, sous l'action de l'opothérapie ovarienne.

IV. A la ménopause naturelle ou physiologique, nous connaissons les modifications pathologiques qui peuvent survenir. Et dans le traitement des accidents de l'âge critique, l'opothérapie ovarienne paraît active, mais moins qu'à la ménopause post-opératoire. Ici encore elle fait disparaître les phénomènes congestifs, les bouffées de chaleur avec sudation, la gêne respiratoire. Pour Robin et Dalché, le traitement ovarien des troubles ménopausiques doit être un traitement de longue haleine. Pour Lebreton, les améliorations obtenues cessent lorsqu'on suspend la médications qu'il faut continuer, d'après lui, jusqu'à l'accoutumance complète de l'organisme à l'état nouveau de régression génitale. Mainzer, Muret, Touvenaint, Bodon, Mond, Jacobs, Landau, Jayle, Thiercelin, ont soigné des femmes arrivées à la ménopause et présentant des phénomènes pathologiques d'ordre nerveux. Gomès a obtenu de bons résultats de même en employant les préparations d'ovaire. L'état neurasthéniforme, la mélancolie fruste qui accompagnent les symptômes somatiques observés, rétrocèdent sous l'influence d'un. pareil traitement. Tambroni a soigné une mélancolie d'involution de même avec succès. A mentionner encore une malade de Sérieux (citée par Capgras dans sa thèse, mélancolique), qui a retiré une certaine amélioration du traitement ovarien. D'après Régis, qui dans la mélancolie d'involution réprouve la médication thyroïdienne essayée, le traitement des psychoses de la ménopause est identique à celui des psychoses menstruelles : « La médication ovarienne, en particulier, peut être très efficace, notamment lorsqu'il s'agit de ménopause prématurée ou dysménorrhéique Le suc testiculaire pourrait être de même utilisé chez l'homme, surtout contre les troubles psychiques à forme dépressive de l'âge critique » [1].

Enfin, au cours de l'involution sénile, l'opothérapie ovarienne est peut-être de même à essayer. C'est contre l'insuffisance sénile que Brown-Séquard proposa tout d'abord la médication ovarienne et surtout orchitique. M^me Brown, en Amérique, administra, avec succès, le suc ovarien à quel-

---

[1] *Loco citato,* p. 510.

ques vieilles femmes. Depuis, il ne semble pas que ces essais
aient été renouvelés et les principes premiers de la médication séquardienne sont presque oubliés, méprisés même.
Brown-Séquard, qui voulait le traitement de la sénilité, n'a
certes pas été suivi dans cette voie par les partisans de l'opothérapie moderne; les exagérations de l'époque séquardienne en sont la seule cause.

# CHAPITRE III

---

**Opothérapie ovarienne en pathologie nerveuse**

Quelques essais épars d'opothérapie ovarienne ont été
faits en pathologie nerveuse. Spécialement cette médication
a été employée, après et avec bien d'autres, dans le traitement de la maladie de Basedow. On a aussi essayé l'ovariothérapie dans quelques cas d'épilepsie, chez des hystériques
et de même chez des femmes qui présentaient des accidents
nerveux, hystéropathiques, en coïncidence cependant avec
des troubles soit menstruels, soit ménopausiques, etc... Des
choréiques, des neurasthéniques ou des malades à état
neurasthéniforme, des migraineuses, de même ordre, ont
occasionnellement été soumises à cette même thérapeutique ;
nous allons passer en revue ces quelques tentatives.

A l'origine, dans la période qui suit les fameuses communications de Brown-Séquard à la Société de Biologie, l'organothérapie testiculaire fut, elle, essayée dans toutes sortes
de manifestations nerveuses. Vito Copriati, Grigorescu,
Variot, Brenaert, Bayroff, font de tels essais, surtout chez
des tabétiques. Thelberg a de nos jours refait des essais
de ce genre. Waterhouse soigna de la même façon des
hémiplégiques d'ordre divers. Enfin à la même époque, le
liquide testiculaire est, chose curieuse, employé de préférence, chez des femmes même.

Denos jours, l e traitement ovarien, a pu être conseillé

dans le *syndrome de Dercum* ; mais aussi, nous l'avons vu, certains formulent de préférence la médication thyroïdienne.

**Épilepsie.** — Chez des épileptiques on a fait usage de l'opothéraphie ovarienne A l'origine, les partisans de Brown-Séquard avaient déjà donné du suc testiculaire à de tels malades. L'organothérapie nerveuse, cérébrale et médullaire a été et est encore essayée (Babès, Zanoni, Soleri, Bianchini). L'extrait rénal, inefficace, le suc pituitaire, ont aussi été administrés[1]. La médication thyroïdienne (Pioche, Bastin) a paru quelquefois active.

Avec les préparations d'ovaires, enfin, quelques tentatives ont été faites :

K. Bodon[2] a publié le cas d'une jeune fille dont les crises comitiales se montrèrent au moment de la puberté, la menstruation était insuffisante. Par l'opothérapie ovarienne, l'auteur a vu se produire la sédation des crises et la régularisation des menstrues.

Dans un cas[3], Baylac (de Toulouse) institua la médication ovarienne à doses élevées (65 gr. par jour d'ovaire frais) chez une jeune fille de 27 ans, amenstruée et présentant des équivalents épileptiques avec céphalalgie et incontinence nocturne des urines (sans crises convulsives). Il a obtenu une augmentaîion du taux de l'urée, de l'élévation thermique, une légère inappétence et de la diarrhée passagère. Les fonctions menstruelles n'ont pas été favorisées, ni aucune modification du caractère ne s'est produite.

En 1899, Toulouse et Marchand ont publié dans la *Revue de Psychiatrie* un travail ayant pour objet « De la thérapeu-

---

[1] Mairet et Bosc, « Recherches sur les effets de la glande pituitaire etc,... », *Arch. de physiologie*, n⁰ 3, 1896. — Les mêmes « Sur l'action de l'extrait rénal dans l'épilepsie », *Soc. de Biologie*, mars 1896.

[2] *Deutsch. med. Wochenschrift*, n⁰ 45, 1896.

[3] Observation publiée dans la thèse de Mossé, p. 96.

tique ovarienne chez les épileptiques [1] ». Ce travail renferme
les observations de quatre femmes épileptiques soumises
par eux à l'opothérapie ovarienne. Des effets obtenus, les
auteurs concluent que le traitement est : 1° inoffensif; 2°
qu'il tend à rétablir le flux menstruel absent ; 3° que la médication tend aussi à diminuer le nombre des accès; 4° qu'elle
est en somme rationnelle, inoffensive et bienfaisante.

**Hystérie.** — Il est entendu que les manifestations hysté-
roïdes de l'insuffisance ovarienne sont justiciables du traitement ovarien (Mainzer). Dans l'hystérie pure, il a été rarement employé. On connaît un cas de Clément (voir Bibl.) où
l'opothérapie ovarienne (ovarine) a amené la guérison (?)
chez une petite fille d'une contracture hystérique. Régis a
obtenu un résultat satisfaisant d'un même traitement dans
deux cas d'obsession hystérique et neurasthénique accom-
pagnés d'aménorrhée.

Personnellement, nous avons chez une jeune débile hystérique avec dépression mélancolique et tendance au suicide,
cherché à solutionner l'aménorrhée par l'emploi de l'ovarine, sans succès (voir observation n° IV).

**Chorée.** — La chorée masculine a été traitée par les injections de liquide testiculaire; Maréchal a vu la chorée chez
une jeune fille suivre l'extirpation d'un goître et s'ef-
facer sous l'influence du traitement thyroïdien. Mais la médication ovarienne n'a jamais systématiquement été dirigée
contre la chorée. Cependant Prosper Mossé [2] a pu instituer
le traitement chez une choréique (avec aménorrhée). Avant
ce nouveau traitement, la chorée s'était une fois déjà amen-

[1] *Revue de psychiatrie*, p. 80-83, 1899.
[2] Thèse citée, p. 87 et suiv.

dée par l'isolement, la balnéation et les toniques. Mais elle rechuta à la première menstruation ; l'aménorrhée survint avec du déplacement de règles (épistaxis). Enfin, le flux menstruel reparut après quatre mois d'ingestion de poudre d'ovaires de vache et d'ovaires en nature. Cette médication longtemps poursuivie à doses relativement élevées, fut bien tolérée. Les mouvements choréiques ont encore subsisté aux époques menstruelles seulement, et très atténués. C'est la seule observation que nous connaissions de traitement ovarien chez une choréique.

Neurasthénie. — Contre elle aussi, dès l'abord, fut dirigée la méthode séquardienne. L'opothérapie médullaire fut ensuite essayée. L'opothérapie ovarienne a rarement été employée chez des femmes neurasthéniques. Mais, ce que l'on sait, ce que l'on a acquis, c'est que les manifestations d'asthénie neuro-musculaire, les états neurasthénoïdes de la menstruation, de l'insuffisance ovarienne, de la ménopause opératoire (Launois) ou physiologique, sont nettement supprimés ou améliorés par les préparations d'ovaires.

Gomès, chez une neurasthénique, a fait un long traitement ovarien et a obtenu un résultat positif. Robin et Dalché ont, par l'ovarine, « atténué quelques symptômes pénibles relevant de la neurasthénie ».

Par contre, Kleinwachter (*Zeitschrift f. gyn.*, p. 389, 1897) n'a pu influencer par l'administration d'ovarine la dysménorrhée et la neurasthénie concomitantes d'une femme de trente-deux ans. Au contraire, la dysménorrhée a subsisté et les troubles neurasthéniques ont acquis une telle acuité, qu'il a dû suspendre la médication.

Les migraines des dysménorrhéiques (Gomès) et celles en général liées aux troubles de l'insuffisance et de la suppression ovarienne sont, elles, nettement améliorées et guéries par la thérapeutique ovarienne. De même rétrocèdent les névralgies de la menstruation et de la ménopause.

**Goître exophtalmique.** — En pathologie nerveuse, s'il est une affection, chez la femme, susceptible d'être influencée quelquefois par l'opothérapie ovarienne, c'est la maladie de Basedow, comme l'attestent les observations publiées avec résultats positifs. Avant d'en parler, disons un mot des traitements du goître exophtalmique, qui sont innombrables ; il en est cependant parmi eux quelques-uns d'efficaces. Mais telle méthode qui donne de bons résultats chez un malade se montre sans action chez l'autre. Cette inégalité d'action s'explique : il est rationnel d'admettre, avec Libotte [1], que s'il existe un syndrome de Basedow, multiples sont les causes capables de lui donner naissance. « Le traitement, dit-il, doit s'inspirer de l'étiologie et de la pathogénie de chaque cas... il y a plusieurs traitements du goître exophtalmique. » Presque toujours, le fait dominant est, sans conteste, l'hyperthyroïdisation ; et ce processus, connu comme provenant de plusieurs sources, permet d'accorder une égale valeur à une série de méthodes thérapeutiques différentes ; chacune combat, en effet, des états d'hyperthyroïdisation, mais par des voies opposées. Selon que le traitement est adéquat ou non à la cause réelle, il est actif ou inutile, même nuisible.

Si nous laissons de côté les divers agents médicamenteux employés et les méthodes chirurgicales quelquefois utiles, tantôt dangereuses, nous trouvons en définitive comme donnant de bons résultats l'électrothérapie et les produits opothérapiques. Ces derniers sont très usités, mais nous avons vu successivement vanter les effets de l'extrait thyroïdien,

[1] Communication à la Société belge de Neurologie. — *Journal de Neurologie*, p. 154, 1905.

surrénal, splénique, parathyroïdien, thymique et ovarien.
Avec tous on a obtenu des résultats ; les deux médications
ovarienne et thymique vont nous intéresser plus spécialement. La diversité des effets obtenus avec ces agents organothérapiques, effets positifs et négatifs alternativement,
nous montre une fois de plus qu'il faut savoir être éclectique quand on a à soigner un basedowien ou une basedowienne et quand on recherche la pathogenèse du mal. Il
est des malades à qui convient plus particulièrement une
d'entre ces médications ; il en est à qui convient le traitement opposé.

L'opothératie thyroïdienne a été très employée ; depuis
que nous connaissons l'hyperthyroïdisme, cette méthode
paraît « illogique et certainement dangereuse » (Bienfait,
de Liège). Et, de fait, par elle s'aggravent les symptômes,
le tremblement s'exagère (Boinet), des phénomènes toxiques
et quelquefois mortels surviennent. Si la théorie de l'hyperthyroïdation est vraie, ces faits s'expliquent : le traitement
est néfaste parce qu'il exagère la surcharge thyroïdienne de
l'organisme. Paradoxalement par contre, il existe des cas
de guérison survenue à la suite d'un semblable traitement
qui furent inespérés (Devay, de Lyon). Les goîtres anciens,
secondairement basedowifiés, seraient, au dire de P. Marie,
justiciables du traitement thyroïdien. Peut-on penser que
tantôt c'est la sécrétion thyroïdienne qui est en excès, que
tantôt elle est simplement altérée? Avec cette manière de
voir on comprend que chez les hyperthyroïdés, le traitement
thyroïdien soit une superfétation dangereuse et que chez les
basedowiens à sécrétion thyroïdienne altérée, du suc thyroïdien normal produise après l'ingestion des effets bienfaisants.

En tous cas, le plus souvent l'hyperthyroïdisme domine
la scène et l'opothérapie thyroïdienne, nuisible, est à
repousser.

C'est à la suite de leurs travaux sur l'hyperthyroïdisme, que Gilbert Ballet et Enriquez ont en 1895 doté la thérapeutique d'une sérothérapie rationnelle de la maladie de Basedow. Leur sérum de chiens éthyroïdés, destiné à neutraliser les manifestations de l'hyperthyroïdisme, a très vite procuré d'heureux effets. Adoptée, la méthode a depuis subi quelques modifications (anti-thyroïdine de Möbius; lait de chèvres éthyroïdées; sérum de Jean Lépine). Un tel traitement est appelé à donner des résultats positifs dans les cas de goître exophtalmique nettement liés à la suractivité thyroïdienne ; plusieurs de ceux déjà obtenus ont été publiés [1].

Et cette méthode semble à ce point supérieure qu'elle est en passe de faire oublier deux traitements opothérapiques du goître exophtalmique, dont on a souvent discuté les effets : l'emploi des préparations de thymus et d'ovaire (chez la femme).

C'est en partant de cette donnée initiale : réalité dans la plupart des cas de goître exophtalmique du phénomène hyperthyroïdation, qu'on est arrivé à l'administration de ces deux produits. Et voici comment :

S'il y avait hyperthyroïdisme, c'est donc que quelque substance hypothyroïdante dans l'organisme avait subitement fait défaut. Les origines complexes du syndrome basedowien pouvaient logiquement être rattachées à l'insuffisance pathologique des organes chargés de contre-balancer l'action de la glande thyroïde. Or l'ovaire et le thymus apparaissant comme les antagonistes physiologiques du corps thyroïde, leur insuffisance fonctionnelle fut alors invoquée dans la pathogenèse de quelques goîtres exophtalmiques. Tillé, dans sa thèse (1901), a magistralement exposé le problème ; nous avons déjà signalé ses arguments dans la première partie

[1] Voir la thèse de Pisante, Paris, 1904.

de ce travail (Ch. IV). Nous allons brièvement rappeler comment il en arrive à formuler dans la maladie de Basedow le double emploi thérapeutique du thymus et de l'ovaire. Parti à la recherche de l'hypothyroïdation, il se demande : « la glande thyroïde n'aurait-elle point des antagonistes dans l'organisme? » Et ces antagonistes nous les connaissons déjà, ce sont l'ovaire et le thymus. Le rôle antagoniste de l'ovaire surtout paraît évident; celui du thymus se déduit encore par l'étude de ses analogies physiologiques avec l'ovaire ; celui du testicule paraît moins certain. (Dans un cas, le Professeur Mairet (de Montpellier) a vu un goître exophtalmique céder au traitement par l'opothérapie testiculaire.)

Nous avons largement déjà étudié cet antagonisme thyro-ovarien. Sur la fonction hypo-thyroïdante du thymus, nous donnerons quelques arguments empruntés à Bienfait (de Liège)[1] : hypertrophie du thymus chez les jeunes animaux éthyroïdés ; semblable hypertrophie dans le myxœdème ; persistance du thymus chez les goîtreux exophtalmiques bien vue par Joffroy ; hypertrophie thymique après la thyroïdectomie chez 1 homme. Enfin les analogies physiologiques de la sécrétion interne du thymus avec celle de l'ovaire, plaident encore en faveur du rôle hypothyroïdant du thymus.

En résumé, deux organes apparaissent manifestement comme antagonistes de la glande thyroïde : l'ovaire et le thymus.

C'est en partant de telles considérations, qu'on a fait dans la maladie de Basedow de l'opothérapie thymique et ovarienne.

---

[1] A propos du goître exophtalmique. Le centre bulbaire. Traitement par le thymus. Communication à la Société belge de Neurologie, 25 oct. 1902, Cf. *Journ. de Neurologie,* p. 437, 1902.

La première a donné quelques bons résultats entre les mains de Orven (premier essai : 1893), Mikulicz, Cunningham, Todd (26 guérisons sur 60 cas traités), Parker, Boisvert (de Québec), Galdi, etc....

La seconde a été administrée à des basedowiennes chez lesquelles on a supposé la réaction thyroïdienne liée à des lésions génitales, à l'insuffisance ovarienne. On a obtenu en somme plusieurs fois des résultats satisfaisants par les préparations d'ovaire chez la femme. Blondel et Muret les formulèrent les premiers (1896).

Muret, chez une femme neurasthénique atteinte d'un volumineux fibrome utérin avec goître exophtalmique fruste, obtint le premier une amélioration par injection de suc ovarien.

Jayle, ensuite, publia deux observations de malades améliorées par l'ovaire cru et les injections de liquide ovarique ; chez l'une des deux le goître exophtalmique était consécutif à une castration : « l'amélioration a été nette ».

Jouin traite deux basedowiennes à forme fruste, devenues malades à la ménopause ; « toutes les deux furent très rapidement améliorées ».

A peu près vers la même époque (1896), Fischer décrit l'atrophie génitale des basedowiennes et propose l'opothérapie ovarienne dans leur traitement.

Seeligmann (1897) constate cette même atrophie des organes génitaux et fait connaître les observations de trois malades dont l'état s'est amendé à la suite du traitement ovarien (ovarine).

Dalché (1898) publie le fait d'une femme de 45 ans, aménorrhéique depuis le début des phénomènes basedowiens qui a retiré une grande amélioration du traitement par l'ovarine.

Delaunay (1899) fait connaître l'intéressante observation

que voici : « Il s'agit d'une femme de 50 ans, chez laquelle
» les symptômes de l'affection se sont manifestés au
» moment précis de la ménopause ; c'est sur cette coïnci-
» dence que je m'étais basé pour conseiller la médication
» ovarienne. Chez cette malade, il n'y avait, à vrai dire, que
» peu d'exophtalmie, mais en revanche, on notait chez elle
» une tachycardie extrême, accompagnée de tremblement,
» d'agitation nerveuse intense, d'hypertrophie du corps
» thyroïde, de diarrhée, de vomissements, et d'un amai-
» grissement très prononcé. L'opération de Jonnesco avait
» été repoussée par la famille, et la thyroïdine n'avait donné
» qu'une amélioration insignifiante et tout à fait momen-
» tanée, comme d'ailleurs quelques autres médications qui
» avaient été employées antérieurement. L'administration
» de l'ovarine aux doses que l'on prescrit ordinairement
» dans le traitement des accidents de la ménopause amena,
» au contraire, presque immédiatement, une amélioration
» considérable et bientôt une guérison qui semble devoir
» être définitive [1]. »

Bien étudiée ensuite par René Moreau dans une thèse qui
a pour titre : « De l'opothérapie ovarienne dans la maladie
de Basedow chez la femme » (Paris, 1899), l'opothérapie
ovarienne semble actuellement délaissée, dans le goître
exophtalmique, pour les nouvelles méthodes sérothérapi-
ques. En somme, cependant, si on compare les observations publiées, on constate que bien rarement ont été
traitées de la sorte des maladies de Basedow à type classique ; on a surtout et occasionnellement dirigé le traitement ovarien contre des malades présentant des troubles

---

[1] Delaunay : Traitement de la maladie de Basedow, par l'ovarine, 21 janvier 1899. *Presse Médicale.* — Voir aussi, p. 116 de sa thèse, une observation
de Mossé (goître ancien basedowifié à la ménopause amélioré par la poudre
d'ovaires).

génitaux avec du goître exophtalmique fruste. Il serait intéressant d'appliquer la médication à un plus grand nombre de basedowiennes afin de connaître mieux la réalité de cette action heureuse des produits ovariens.

En résumé, on peut et on doit conclure que l'opothérapie ovarienne est un traitement s'appliquant spécialement chez la femme aux symptômes basedowiens par insuffisance ovarienne, par lésions génitales. Cette médication n'est qu'un cas particulier du traitement complexe du goître exophtalmique, dont les origines, suivant les cas, diffèrent certainement.

CHAPITRE IV

## L'organothérapie ovarienne en médecine mentale

Déjà nous connaissons ici quelques indications de la thérapeutique ovarienne et les rares essais faits avec dans quelques psychoses menstruelles, post opératoires, ou d'involution. Nous allons voir que quelquefois aussi l'administration
systématique de produits organothérapiques les plus divers
et les plus opposés, a été faite sans indication, au hasard,
chez des aliénés. Tels sont les essais d'Easterbrook.

La première médication organique employée chez les
aliénés fut suggérée par les écrits de Brown-Séquard. Après
les séniles, les nerveux, les tabétiques, on tenta la nouvelle
méthode orchitique chez les aliénés, hommes et femmes.
Et les partisans de Brown-Séquard font connaître de multiples observations de malades ainsi traités. Parmi les essais
les premiers en date, publiés par les aliénistes, nous men-
tionnerons ceux de Vito Copriani, Marino et Rivero, Ventra
et Fronda, Bayroff, Variot et Cullerre. Bayroff s'efforça de
démontrer que le traitement orchitique n'a pas d'action utile
chez les aliénés. C'est alors que le professeur Mairet (de
Montpellier) précise les indications de l'opothérapie testiculaire en médecine mentale ; la médication s'adresse surtout aux états dits de *stupeur* et on peut obtenir comme
résultats immédiats : de l'excitation intellectuelle, de l'excitation de la sensibilité et de la motricité. Le professeur
Mairet obtient chez ses malades des améliorations appécia-
bles. Après lui, Legrain et Bourdin (1894) font de tels

essais, et particulièrement chez des paralytiques généraux. La méthode séquardienne, délaissée en psychiatrie depuis pour faire place à un second engouement pour la médication organocérébrale, médullaire et les sérums à base de phosphates, paraît de nos jours, conserver des indications encore utiles dans quelques états psychiques de l'involution sénile chez les castrats masculins, etc.

LA MÉTHODE DE BROWN-SÉQUARD CHEZ LES ALIÉNÉES (ESSAIS DU PROFESSEUR MAIRET). — Si nous revenons aux essais du professeur Mairet[1], nous trouvons dans sa relation deux points qui vont nous intéresser spécialement :

1° Plus rationnel que ses devanciers, le professeur Mairet a commencé par injecter à ses aliénées du liquide ovarique avant d'employer chez elles le liquide testiculaire.

2° C'est en procédant d'une indication logique qu'il a chez ses malades femmes, aussi bien que chez ses aliénés, utilisé la méthode séquardienne.

Primitivement, les deux malades du professeur Mairet avaient reçu des injections de liquide ovarique ; ce n'est que secondairement que fut, chez elles, employé le liquide testiculaire, et ce parce que le premier donnait des résultats insuffisants, non comparables à ceux plus marqués du suc orchitique. Et le professeur Mairet explique cette inégalité d'action : « Tandis que nous avons employé comme liquide testiculaire un liquide provenant de testicules de chiens, nous avons employé comme liquide ovarique un liquide provenant des ovaires de lapine ; or, l'étude comparative du liquide testiculaire de lapin et du liquide testiculaire de chien nous a montré que le premier est moins actif que le

---

[1] Applications thérapeutiques des injections de liquide testiculaire. *Bulletin médical*, p. 141, 12 février 1890.

second ; par suite, il est possible que si nous avions employé
du liquide ovarique provenant d'une chienne, ce liquide eût
été plus actif que celui provenant d'une lapine. »

Chez ses malades, c'est enfin contre l'état de « stupeur »
que le professeur Mairet a dirigé la médication séquardienne.
Il a pensé avec raison que, parmi les aliénés, les effets d'excitation générale, de tonification neuro-musculaire notés par
Brown-Séquard seraient, avant tout, utilisables dans l'état
de stupeur, « dépression de tout l'ensemble du système nerveux ». Il a ainsi traité deux hommes et deux femmes. Ces
deux femmes présentaient l'une et l'autre le phénomène
« stupeur » au cours de folie post-partum ; le traitement
séquardien a amené chez elles : de l'excitation de toutes les
fonctions du système nerveux, et dans un cas sur deux une
amélioration surprenante (avec en plus la régularisation du
pouls, le relèvement de la température primitivement très
abaissée, l'augmentation de l'appétit).

**Des essais d'organothérapie comparée** ont été faits plus
tard par plusieurs auteurs chez les aliénés. Au cours de ces
investigations empiriques, tous les extraits d'organes ont été
ainsi alternativement employés : préparation de thyroïde,
de thymus, de glandes génitales, de suc pituitaire et surrénal, bien d'autres encore. Tambroni et aussi Easterbrook [1]
ont fait connaître les effets obtenus chez leurs malades. Ce
dernier a pu administer dans :

130 cas, des préparations de thyroïde.
  2 — le thymus.
  3 — l'extrait de glandes parathyroïdes.
  4 — le suc pituitaire.

---

[1] Organo-therapeutics in mental diseases ; *British medical Journal*, 22 septembre 1900.

19 cas, de la substance cérébrale.

  2 —   une préparation de plexus choroïdes.

  4 —   de l'extrait surrénal.

  2 —   de l'extrait splénique.

  8 —   du suc testiculaire.

36 —   les préparations d'ovaire.

  1 —   du tissu utérin.

  2 —   de l'extrait de glandes mammaires.

Ses conclusions sont que les produits les plus actifs sont en définitive les préparations d'ovaire, de thyroïde, de glande surrénale ; l'organothérapie cérébrale donne quelques résultats. Chez presque 50 °/₀ des malades soignés de la sorte, Easterbrook a noté une action tonique et des améliorations.

Les préparations thyroïdiennes ont, suivant les recherches récentes, paru donner des améliorations certaines dans plusieurs cas, de même les extraits surrénal et splénique. Nous ne sortirons pas de notre sujet pour en parler ; mais nous énumérerons les faits connus où l'opothérapie ovarienne a été utilisée en médecine mentale :

— Observations de Nacke (cité par Gilbert et Carnot).

— Plusieurs observations de Régis. — Nous avons déjà vu ses tentatives et les indications posées par lui : psychoses de la puberté, menstruelles, d'involution.

— Observation de Régis (1893, : « Un cas de folie consécutive à une ovarosalpingectomie ».

— Observations de Mainzer, Mond.

— Résultats négatifs de Bruce [1].

— Cas rapporté par Robin et Dalché : « Une jeune femme, » affectée de confusion mentale, montrait une aggravation » de tous les symptômes au moment correspondant aux

---

[1] Discussion sur le traitement des maladies nerveuses et mentales par les extraits organiques ; *Brit. med. journ.*, sept., 1896.

» époques absentes; l'un de nous, consulté à ce sujet, con-
» seilla l'ovarine au moins pendant les phases d'aggravation.
» Au bout de deux mois environ, le sang coula pendant qua-
» tre jours, et cette hémorragie coïncida avec un meilleur
» état qui permit à la famille de reprendre sa malade. »

ESSAIS DE TAMBRONI[1] . — Cet auteur a fait ingérer de l'extrait d'ovaire de vache à sept de ses malades (cinq femmes et deux *hommes*) atteints de maladies nerveuses et mentales diverses.

Chez les cinq femmes soumises au traitement, Tambroni a obtenu un insuccès et quatre succès,

1° Une femme ayant subi la castration complète et affectée de lypémanie à forme hypocondriaque. Après le traitement, l'auteur note l'aggravation des troubles psychiques.

2° Une femme atteinte d'hystéro-épilepsie.

3° Deux malades en confusion mentale.

4° Une mélancolie simple consécutive à l'accouchement.

Chez les quatre dernières, la médication produisit un effet bienfaisant et une sédation remarquable des troubles mentaux. La menstruation, absente chez elle avant le traitement, est apparue avec l'amélioration des manifestations psychiques.

Chez les deux hommes, il a noté, chez l'un (hystéro-épileptique), l'aggravation des symptômes et chez l'autre (excitation maniaque) une amélioration.

Au cours de la médication, Tambroni a enregistré : l'agitation, l'élévation de la température, des phénomènes congestifs, l'accélération du pouls.

[L'examen des urines lui a montré une diminution du taux des chlorures et l'augmentation du taux des sulfates et des phosphates].

[1] *Atti della R. acad. delle sc. med. di Ferrara*, 1896 (*Gaz. di Ospidali*).

En résumé, nous voyons que les essais d'opothérapie ovarienne en pathologie mentale sont plutôt clairsemés. La méthode est inoffensive et mérite d'être appliquée plus souvent, à la faveur des grandes indications que nous avons signalées au cours de cette étude. Nous apportons ici, à notre tour, l'histoire de cinq cas où la thérapeutique ovarienne a pu être instituée chez des aliénées. Parmi ces malades, trois sont des démentes précoces, une est une hystérique débile avec mélancolie, une autre enfin présentait des troubles psychiques pré-menstruels très caractérisés.

Ensuite, nous poserons les conclusions qui ressortent des faits complexes que nous avons envisagés dans cette étude.

# OBSERVATIONS

------

## Observation Première (personnelle)

Démence précooe. — Aménorrhée. — Sitiophobie absolue. — Disparition de la sitiophobie à l'occasion du traitement ovarien ; agitation extrême au cours de cette médication. — Disparition de l'excitation à la suppression du traitement·

Nous avons recueilli cette observation dans le service de notre maître, M. le D<sup>r</sup> Kéraval (asile de Ville-Evrard).

Fr .. Angèle, âgée de 23 ans, est entrée dans le service le 19 janvier 1906.

*Antécédents héréditaires.* — Pas de tares familiales connues.

*Antécédents personnels.* — Cette jeune fille a toujours habité dans sa famille. Elle n'a jamais eu une intelligence bien brillante. Dès la seconde enfance, on l'a considérée comme une enfant retardataire. Cependant elle a su bien lire et écrire ; ses parents lui ont fait donner une éducation moyenne. Pas de maladie spéciale dans l'enfance. Elle a été réglée à 14 ans ; ses règles ont coulé très régulièrement jusqu'au début de sa maladie actuelle. Elle a été bien réglée en somme jusqu'en décembre 1905. Vers l'âge de 16 ans, son état d'esprit a paru un peu s'affaisser et ses parents ont remarqué qu'elle mangeait gloutonnement et recherchait la solitude. A peu près à cet âge aussi, elle a fait une hémoptysie qui a coïncidé avec l'éclosion de signes manifestes de tuberculose pulmonaire. On l'a fait soigner dans un hôpital pour ces manifestations qui ont regressé ensuite.

Mais assez brusquement, vers novembre 1905, elle a présenté du délire et des hallucinations, et très rapidement elle est tombée en pleine confusion mentale. Sa famille la présente à un spécialiste qui formule l'internement.

Placée provisoirement à La Pitié, elle reste quelques jours à l'asile Sainte-Anne et arrive à Ville-Evrard le 19 janvier 1906, avec le certificat suivant délivré par M. le D<sup>r</sup> Magnan :

« Atteinte de débilité mentale avec hallucinations, troubles de la sensibilité générale, préoccupations hypocondriaques, scrupules, idées mystiques et de culpabilité. »

A l'arrivée dans le service, M. Kéraval note « un état de demi-stupidité ; la malade cause péniblement et dit ne pouvoir causer parce que cela résonne dans son cerveau par l'écho de la voix ; gâtisme ; fonds de débilité mentale ; refus de s'alimenter. » Nolitionisme accentué.— Dès lors la malade est artificiellement alimentée matin et soir, tous les jours sans exception. Toutes les sollicitations et les essais de suggestion faits pour la déterminer à manger demeurent sans effet.

3 février.— La sitiophobie persiste. Par contre, des signes de tuberculose pulmonaire se sont manifestés avec intensité. La malade présente une sialorrhée sanguinolente ; elle a aussi fait de véritables hémoptysies peu abondantes, coup sur coup. Toux fréquente, crachats purulents.

10. Amendement des symptômes précédents, la malade est très amaigrie ; elle garde le lit.

C'est alors que nous l'examinons :

Tuberculose pulmonaire : Signes de ramollissement au sommet gauche. — Cœur normal.

Cheveux clairsemés ; alopécie diffuse progressive. Le corps thyroïde est saillant.

Dilatation pupillaire constante à gauche. Les réflexes oculaires sont normaux.

Réflexes rotuliens exagérés ; plaques d'anesthésies disséminées ; cyanose des membres inférieurs ; tremblement céphalique à petites oscillations.

Attitudes rigides, mais volontaires ; la malade ne garde pas les positions qu'on lui fait prendre. Elle affecte une prédilection constante pour la station debout ; elle reste longtemps debout sur son lit ou au milieu de sa chambre. Gâtisme.

Aménorrhée.

— Rêvasseries ; l'attention volontaire semble absente. La malade ne répond jamais aux questions ; quelquefois elle répète la phrase dont on s'est servi en l'interrogeant. Enfin, quand on l'appelle :

« Mademoiselle », elle se plaît à répéter plusieurs fois de suite : « Je ne suis pas demoiselle ». Elle ne possède pas de mots stéréotypés à elle ; mais si on prononce plusieurs fois devant elle le même mot, elle se met à le reproduire en ajoutant une négation. Spontanément, souvent elle dit cette phrase : « Je ne suis pas morte, je ne veux pas rester ici ».

Absence complète des souvenirs. Pas de néologismes.

La malade ne rit et ne pleure jamais.

Négativisme absolu, indocilité.

Sitiophobie.

Fixité des attitudes ; station debout. Quand on place la malade dans le jardin, elle se met en plein soleil, refuse le chapeau qu'on lui offre et demeure des heures entières debout, avec un léger balancement sur les pieds, qu'elle tient constamment rapprochés.

Fin février, les symptômes pulmonaires paraissent stationnaires ; la malade ne s'alimente toujours pas.

14 mars. — Nous administrons à cette malade de l'ovarine (o gr. 5o dans son alimentation, matin et soir).

15. La malade boit spontanément, pour la première fois deux verres de lait, laissés à sa portée.

16. La malade s'alimente seule, aidée par une jeune imbécile qui s'occupe d'elle. (1 potage et du pain). Le soir : alimentation par la sonde.

Du 16 mars au 22. Tantôt la malade mange seule, tantôt on est obligé de lui passer la sonde.

Depuis le 14, elle prend o gr. 5o d'ovarine par jour. Depuis le 19, elle est très agitée la nuit, on est obligé de la contenir au lit. Le 22, ses parents lui ont apporté quelques friandises, elle y goûte. On note de l'agitation, la disparition de la sialorrhée ; la malade reprend des forces.

23. Dilatation extrême de la pupille gauche. La malade prend sa nourriture seule.

24. La dose d'ovarine est portée à 1 gramme et cette quantité est administrée les jours qui suivent.

27. La malade vole adroitement les aliments de sa voisine de chambre.

29. On donne 1 gr. 25 d'ovarine ; la malade le prend dans son lait sans difficulté ; on continue les jours suivants 1 gr. 25.

8 avril. — On donne 1 gr. 5o d'ovarine. Entre temps, la malade arrache ses cheveux, trichophagie. Agitation extrême la nuit.

13. La malade, levée, est allée spontanément se mettre à table. Elle continuera de même les jours suivants.

15. On supprime le traitement ovarien. La disparition de la sitiophobie a, en somme, coïncidé avec ce traitement. Mais il serait hasardeux de conclure à quelque effet ; on connaît les alternatives de sitiophobie et de gloutonnement que présentent les démences précoces.

Mai. — La malade ne va plus se mettre à table ; l'agitation des nuits précédentes a fait place à la torpeur ; on est obligé, aux repas, de traîner la malade à sa place. Elle reste toujours des heures entières immobile et debout dans les allées du jardin.

## Observation II (personnelle)

Démence précoce. — Aménorrhée. — Traitement ovarien : embonpoint ; crises de sudation ; utérorragie ayant duré trois jours, composée de sang, n'ayant pas les caractères du sang menstruel, apparue à la cessation du traitement.

Nous avons recueilli cette observation dans le service de notre maître, M. le Docteur Kéraval (asile de Ville-Evrard).

Mme Ph..., sans profession, âgée de 29 ans, est une malade en traitement depuis deux ans à l'asile. Atteinte de démence précoce depuis 1904, nous avons eu l'occasion de l'observer depuis le mois de février 1906 et de la soumettre à l'opothérapie ovarienne.

Son histoire est la suivante : Elle est venue le 19 avril 1904 à la maison de santé de Ville Evrard (service de M. le Dr Sérieux). Elle était malade depuis quelque temps déjà, son internement fut décidé à la suite d'une tentative de suicide faite à son domicile. Le certificat d'internement relate que cette malade, auparavant saine d'esprit, a changé subitement d'humeur et d'habitudes. Elle s'est imaginée avoir des maladies extraordinaires ; elle sentait en elle circuler de l'électricité ; elle baissait les yeux pour ne pas transmettre, disait-elle, son mal à autrui. Soignée chez elle, elle a refusé les potions calmantes ; elle est convaincue que son mari veut faire disparaître un de ses enfants ; elle s'est livrée à des actes de vio-

lence sur les personnes de son entourage. A son arrivée à la maison
de santé, on pense chez elle à de la confusion mentale, son délire
est polymorphe. Elle manifes'e des préoccupations hypocondriaques ; elle tient des propos incohérents ; elle a des idées de
persécution. Fréquentes hallucinations, illusions, interprétations
délirantes. Son délire est actif, elle cause sans cesse et exprime des
idées mystiques ; par instants, elle s'excite et pousse des cris. Elle
a eu un peu de diarrhée à son arrivée à la maison de santé. (Notes
médicales de la maison de santé.)

4 mai. — La malade est plus calme. On la transfère au Pavillon
de chirurgie des Asiles de la Seine, où M. Picqué pratique sur elle
un curettage utérin. Les motifs de cette intervention ne nous sont
pas connus. Elle en retourne en bonne santé le 22 mai, mais l'état
mental n'a subi aucune modification.

A partir de cette époque, la malade est toujours bien troublée,
quoique plus calme. Elle confond les personnes entre elles ; les
hallucinations persistent. Elle est indocile et refuse souvent de
s'alimenter. En novembre 1904, la malade affecte des attitudes
bizarres ; elle se met à genoux et se cache dans les coins. En
décembre, elle semble mieux que par le passé, mais elle commet
de temps en temps des bizarreries et il subsiste des idées délirantes.
L'état général est excellent.

En janvier 1905, la malade traverse une mauvaise période ; elle
se déshabille à tout moment. Elle présente de la coprophagie ; elle
reste debout de longues heures, sans bouger, sans parler. En février,
la malade est toujours dans le mutisme, elle ne garde pas ses
vêtements, s'alimente mal et fait de la résistance pour tout.

En mars, la malade est toujours très confuse, très excitée et très
gâteuse. On la surveille de près à cause du désordre des actes ; elle
recherche les ordures, les excréments sans, dit-elle, pouvoir s'op-
poser à cette tendance. Malgré cela, la santé est bonne ; la malade
prend elle-même sa nourriture quelque temps. (Notes médicales de
la maison de santé.)

Le 1er mai 1905, la malade passe à l'asile dans le service de
M. le Dr Kéraval. A cette époque, elle a du délire d'opposition manifeste. Refus de la nourriture. Gâtisme. Hallucinations nombreuses.
Désordre profond des actes : elle se barbouille notamment avec ses
excréments.

M. Kéraval maintient le diagnostic de confusion mentale, démence précoce.

Fin mai, la malade s'agite, gâte avec des intermittences ; coprophagie. Elle refuse de s'alimenter parfois ; quand elle se met à table, elle tient surtout à manger ce qu'il y a dans l'assiette des autres malades. On n'en peut tirer aucun mot.

En novembre 1905, la malade est très excitée ; elle présente du crachotement avec sialorrhée.

Sur les instances de la famille, on administre des emménagogues pour faciliter le retour des règles, absentes depuis le début de la maladie.

Nous examinons et observons personnellement cette malade en février 1906, sur les indications de notre chef de service qui estime que nous pouvons utilement employer chez cette démente précoce aménorrhéique le traitement ovarien.

*Antécédents héréditaires* — Grand'mère morte aliénée; grand'tante morte aliénée ; la mère était porteur d'un fibrome utérin.

*Antécédents personnels.* — Mariée depuis onze ans ; Mme Ph... n'a jamais eu de maladie qui soit à signaler. Bien réglée autrefois ; aménorrhée absolue depuis le début des accidents psychiques. Cette malade nous paraît bien portante physiquement, elle est plutôt grasse ; le visage est bouffi, laiteux, les mains sont potelées, le cou est épais. A l'examen somatique, nous ne trouvons rien d'anormal, les poumons et le cœur sont en bon état.

Réflexes oculaires normaux ; inégalité pupillaire (léger myosis à droite).

Réflexes cutanés et tendineux sans anomalie. Sensibilité normale.

La motricité est affectée : attitudes bizarres ; elle demeure debout dans les coins pendant de longues heures.

La malade n'est jamais assise ; elle baisse constamment la tête et il est impossible de vaincre chez elle la contraction des fléchisseurs du cou.

La malade a aussi quelques tics : trichophagie, elle s'épile de petits territoires du cuir chevelu.

Rêveries ; attention ralentie. Il faut gourmander la malade pour qu'elle réponde aux questions posées. — Associations enfantines avec les mots qu'on lui propose — Marmottement à voix basse continuel ; écholalie ; phrases stéréotypées. — Volonté abolie ; incohérence des actes ; négativisme. La malade ne semble plus avoir à l'heure présente d'hallucinations perceptibles extérieurement.

*Traitement ovarien.* — Le 16 mars, elle est soumise à l'opothérapie ovarienne. Du 16 au 20 mars, elle ingère chaque jour o gr. 5o centigr. d'ovarine dans du lait. Elle la prend sans difficulté. Le 18 et le 19, la malade a de la diarrhée ; elle accuse le médicament de l'avoir provoquée.

Du 21 mars au 31, nous donnons 1 gr. d'ovarine *pro die*. Le 23, la malade, plus calme qu'à l'ordinaire, s'exerce à des travaux de couture ; elle ne travaillait jamais auparavant. — Le 25, on note une sueur abondante sur le visage, de la moiteur des mains très nette. — Les jours suivants ces manifestations sudorales, venant brusquement pour disparaître ensuite, sont encore signalées par les infirmières chargées de surveiller la malade. Le 25, la malade s'occupe une seconde fois à des travaux de couture.

Il semble aussi qu'en quelques jours l'embonpoint de la malade ait sensiblement augmenté.

Du 13 au 15 avril, nous donnons 1 gr. 5o d'ovarine par jour. Les sueurs continuent ; la malade est tranquille la nuit.

Au milieu d'avril son embonpoint est tellement manifeste qu'à voir son abdomen, on pourrait la croire enceinte.

Le 16, on suspend le traitement.

Le 25 au soir : *Utérorragie* peu abondante. On trouve une flaque de sang rouge sur la chemise et les draps. La malade n'y porte pas attention, ce sang est rouge vif, sans odeur sui generis, il s'est coagulé faiblement. La petite hémorragie a persisté d'une façon continue, sans que la malade en soit incommodée jusqu'au 28 au matin.

Depuis les sueurs ont cessé ; la malade est en parfaite santé. Son état mental n'a pas subi de modifications.

## Observation III (inédite

Communiquée par M<sup>lle</sup> le Docteur Pascal, interne des asiles de la Seine

Démence précoce — Aménorrhée — Traitement ovarien — Agitation extrême
avec transpiration abondante, disparue à la suppression du traitement.

Mme Br... âgée de 26 ans, est entrée à la Maison de Santé de
Ville-Evrard (service de M. le D<sup>r</sup> Sérieux) le 1<sup>er</sup> avril 1906.

*Démence précoce.* — Début à l'âge de 25 ans. Apathie et indiffé-
rence émotionnelles ; hallucinations multiples ; affaiblissement
intellectuel ; aboulie complète.

*Antécédents héréditaires.* — Père nerveux, bizarre, original. La
mère présente de nombreux stigmates de dégénérescence.

*Antécédents personnels.* — Scarlatine bénigne à l'âge de 5 ans.
Réglée à 15 ans. Jadis très intelligente, douce et craintive ; elle a
fait de très bonnes études (brevet supérieur). Mariée à 21 ans, elle
est mère de deux enfants bien portants. Elle a eu son deuxième
enfant en 1904 (un an avant sa maladie) ; l'accouchement s'est bien
effectué, mais la malade a présenté aussitôt après de nombreux
troubles délirants et des idées noires ; ces manifestations morbides
ont duré environ deux mois.

Mais huit mois après leur cessation, en mars 1905, Mme Br... a
témoigné brusquement de la haine vis-à-vis de sa mère et de sa
petite-fille, elle veut tuer celle-ci. A cette époque, elle fait la nuit
de nombreuses fugues en voiture ou à pied ; le jour elle reste au lit
sans vouloir prendre de nourriture. — Elle fait des achats au-dessus
de ses moyens. Enfin elle présente des idées de persécution. Mais
par dessus toutes choses, le fait dominant chez elle dès le début,
c'est l'hypocondrie. Comme elle ressent une céphalée intense, elle
consulte plusieurs médecins ; ceux-ci la soignent pour des troubles
neurasthéniques.

Elle a entre temps de fréquentes explosions de rires et de larmes ;
elle se lamente souvent ; à certains moments ce sont au contraire
de vraies crises d'excitation ; elle crie, trépigne, frappe du poing,
sur la table, jette brusquement sa fourchette en l'air. Tics nombreux
de la face. Parfois aussi, elle tombe dans le désespoir et reste des
journées entières assise sur une chaise, le chapeau sur la tête.

L'aversion qu'elle a pour sa mère augmente tous les jours ; elle veut la tuer, ses enfants aussi. Elle fait enfin une tentative de suicide.

Internée à Ivry au mois de novembre 1905, elle y reste jusqu'en décembre ; puis, elle est transférée à Charenton, d'où elle nous arrive.

2 avril 1906. — En examinant cette malade, on est frappé d'abord par son regard étrange, hagard et craintif. Son état général est mauvais ; elle paraît très affaiblie ; elle se plaint constamment d'une extrême sensation de fatigue. Sa toilette est désordonnée, ses cheveux défaits. Elle pleure et rit tour à tour.

A l'examen psychologique : on note la difficulté qu'elle éprouve à fixer son attention. Nous lui demandons d'écrire son nom et son adresse ; elle ne le fait qu'avec effort ; sa main erre longtemps sur le papier tenant la plume, mais ne traçant aucun caractère. En outre, il semble qu'elle fasse un grand effort intérieur pour forcer son attention à rappeler ses souvenirs. Il n'y a pas effacement de ces souvenirs, mais une certaine inaptitude à retrouver l'image cherchée dans le champ de la conscience.

Le moindre bruit extérieur la distrait ; elle met une extrême lenteur à reconnaître les objets, les couleurs.

Elle répète à tout instant ces mots : « J'ai la tête bien fatiguée, je suis bien malade ».

Par les procédés psychologiques expérimentaux (Tests Binet-Masselon ; corrections d'épreuves, copies, calculs de Sommer), nous nous rendons mieux compte de l'incapacité dans laquelle se trouve notre malade de faire le moindre effort d'attention.

Avant d'écrire, elle hésite et tout ce qu'elle écrit est inachevé. La pensée chez elle paraît guidée par de vagues analogies, au hasard. — Sa volonté semble figée comme sa pensée.

Le souvenir de sa mère et de ses enfants ne produit aucune émotion.

On lui annonce la mort de sa petite fille ; cette nouvelle n'a aucune action émotive sur elle ; elle reste apathique et complètement indifférente à cet événement. Elle pleure et rit sans cause, à tour de rôle ; elle porte constamment la main à la tête et dit souffrir horriblement de la région occipitale.

Par moments, un éclair de lucidité traverse son intelligence ; elle paraît alors consciente de son état : « Je suis devenue folle », dit-elle. « Je souffre beaucoup ; je suis ici dans une maison de santé ; il faudra me guérir.» Puis elle pleure et ces crises de larmes ont l'allure émotionnelle d'une véritable souffrance. D'autres fois, elle nous dit : « Je veux mourir, je ne guérirai jamais, à quoi bon vivre ? »

Et ces idées de suicide finissent par se stéréotyper ; jour et nuit elle cherche à se faire du mal.

De nombreuses hallucinations apparaissent ; des voix connues d'elles lui parlent, avec qui elle s'entretient. Ces voix lui disent de mourir ; et plusieurs fois elle a essayé de plonger la tête dans sa baignoire ou de s'étrangler.

Mouvements automatiques. Elle sort brusquement de son lit ; elle monte sur les meubles.

Elle refuse de manger. On l empoisonne, dit-elle. Ses aliments ont mauvais goût.

Léger négativisme (quand on lui demande de tendre la main).

*Examen somatique.* — Etat général mauvais, malade affaissée.

Réflexes oculaires normaux.

Réflexes rotuliens exagérés (de même l'olécrânien et l'achilléen).

Hyperesthésie cutanée.

Poumon normal ; fonctions digestives bonnes.

Cœur normal ; hypotension artérielle.

Urines normales.

Aménorrhée.

*Au cours du traitement* : l'opothérapie ovarienne est instituée.

Nous lui donnons un gramme d'ovarine par jour à partir du 7 janvier 1906.

La nuit du 7 au 8, la malade a été *très agitée* jusqu'à 3 heures du matin ; elle a cassé trois carreaux de sa fenêtre ; elle a lancé toute sa literie par terre ; elle a insulté tout le monde.

Elle a cherché à s'étrangler avec sa chemise et ses draps. Toute nue, dans sa chambre, elle riait et pleurait ; elle se cognait de la tête contre une armoire en criant : « Il faut qu'elle crève. »

*Une transpiration abondante a accompagné cette crise d'agitation.*

Le lendemain, nous la trouvons encore très excitée ; elle cause à tort et à travers ; elle veut mourir. Elle transpire et son corps exhale une certaine odeur qui n'avait pas encore été signalée chez elle.

Nous continuons le traitement par l'ovarine (1 gram.) pendant huit jours, mais les phénomènes d'agitation persistent avec la même intensité que le 7 avril. Nous la supprimons enfin.

Il se produit alors une légère sédation ; les nuits deviennent meilleures ; le jour, la malade est plus facile à maintenir ; elle cherche moins à se faire du mal et à frapper.

La transpiration a complètement disparu.

## OBSERVATION IV (personnelle)

Hystérie ; Débilité mentale avec mélancolie. — Aménorrhée depuis la puberté. —
Traitement ovarien : Aucun résultat.

Gu... Louise, âgée de 21 ans, est entrée le 3 juin 1905 à l'asile de Ville-Evrard (service de M. le D<sup>r</sup> Kéraval). Originaire de la Haute-Saône, cette malade habite Paris depuis son enfance, elle sait lire et écrire, exerce la profession de couturière ; elle est célibataire.

*Antécédents héréditaires.* — Nous ne trouvons pas de tare familiale ; sa mère est morte d'une maladie aiguë. Une sœur sans tare névropathique

*Antécédents personnels.* — Hystérie à la puberté avec crises convulsives fréquentes. Les règles, venues à 14 ans 1/2, ont disparu ensuite quelques mois après. La malade n'a plus été menstruée.

A l'examen, on trouve : débilité mentale. La malade est placée à l'asile par ses parents, parce que depuis quelque temps elle est devenue incapable de se diriger ; elle délirait, se croyait menacée et persécutée, elle cherchait à se suicider. On enregistre à l'arrivée ces mêmes symptômes. De plus, la malade invente des fictions -- mensonges. Elle a, enfin, fait chez elle quelques fugues ; depuis l'apparition des troubles psychiques, elle n'a plus eu de crise d'hystérie.

*Examen somatique.* — Obèse, face injectée. Plaques d'anesthésie disséminées ; motilité et réflexes normaux. Sensibilités cornéenne et pharyngée abolies. Quelques vomissements. Sensibilité ovarienne exagérée.

9 juin 1905. — Demi-mutisme ; la dépression mélancolique sub-siste.

24. Amélioration ; la malade cause, travaille, elle est gaie. Elle reconnaît qu'elle avait des idées noires. Pas de menstruation.

22 juillet. — Volubilité ; à part çà tout à fait normale. Elle sort le dimanche avec ses parents.

Au début de l'année 1906, cette malade est toujours à l'asile ; mais elle n'a pas présenté de longtemps de symptômes morbides. L'aménorrhée a persisté. Contre celle-ci, nous dirigeons l'opothérapie ovarienne.

Début du traitement : le 5 mars. Nous le cessons le 25, la malade étant alors atteinte d'une grippe sérieuse. Nous avons donné pendant ces vingt-cinq jours o gr. 20 centigr. d'ovarine en capsules par jour Cette dose d'essai est, on le voit, faible. Nous n'avons obtenu dans la fonction menstruelle aucun changement ; mais cette faible quantité d'ovarine a suffi pour provoquer : une rougeur intense de la face qui a diminué à la cessation du traitement. Une fois au début de la médication : douleurs lombaires violentes.

## OBSERVATION V (personnelle)

Psychose menstruelle. — Hystéropathie. — Délire intermittent à type pré-menstruel caractérisé. — Règles normales. — Coïncidence de la suppression du délire avec l'ingestion d'ovarine.

Nous avons observé cette malade dans le service de notre maître, M. le docteur Kéraval, médecin chef de la division des femmes (asile de Ville-Evrard).

Mlle Pont... Renée, âgée de 21 ans, est entrée à l'asile le 23 décembre 1905. Cette jeune fille, venue de la province, exerçait à Paris depuis quatre mois la profession de domestique ; elle est célibataire ; elle sait lire et écrire.

*Antécédents héréditaires.* — Le père s'est suicidé d'un coup de fusil. La mère, aliénée, est décédée à l'asile de Blois. Un frère est mort des suites de graves brûlures.

*Antécédents personnels.* — Pas de maladie grave ; jamais de crises d'hystérie. Réglée normalement à 14 ans.

L'histoire de cette malade est la suivante : Elle semble avoir eu déjà des bizarreries de caractère et une dépression mélancolique assez marquée à plusieurs flux menstruels antérieurs ; ces changements dans l'humeur et l'habitus se manifestaient surtout dans la semaine précédant l'apparition de l'écoulement menstruel.

Vers le 15 décembre 1905, elle est brusquement affectée de troubles mentaux graves. Elle fait dans la famille où elle habite une tentative de suicide en avalant une teinture (?). A l'infirmerie spéciale du dépôt où elle est conduite, M. le docteur de Clérambault note chez elle les phénomènes suivants :

16 décembre 1905. — « Dégénérescence mentale. Dépression mélancolique. Auto-accusations nombreuses ; possibilité de lui en suggérer. Conscience partielle de l'inanité de ses conceptions Absence de renseignements. Anesthésie pharyngée et cutanée »

Du Dépôt, elle est placée à l'asile clinique Sainte-Anne le 16 décembre 1905. Le certificat immédiat à son admission à Sainte Anne est ainsi conçu : « Atteinte de dégénérescence mentale avec dépression mélancolique, sentiment d'impuissance et d'ennui, vagues idées de culpabilité et de persécution, tendance au suicide, accidents névropathiques » (17 décembre 1905, docteur Simon). La malade reste à l'asile clinique (service de l'admission) du 16 au 23 décembre 1905, date à laquelle elle arrive à Ville-Evrard.

Le 23 décembre 1905, notre maître, M. le docteur Kéraval, qui l'examine, rédige sur elle le certificat suivant : « Paraît avoir été atteinte d'un délire général hallucinatoire d'origine hystérique. Préoccupations mélancoliques, pleurs, idées de culpabilité, menaces et désordre des actes. Actuellement, semble en rémission ; demiconscience de son état. »

28. La malade semble en amélioration. Il semble que l'accès subit de délire général hallucinatoire qui a nécessité son internement soit en voie de régression. La santé générale est excellente.

7 janvier 1906. — La malade a eu ses époques fin décembre sans accident pathologique. Elle semble tout à fait améliorée. On la maintient en observation.

9. Son état mental semble si bien revenu à la normale que les personnes qui s'intéressent à elle, la croyant guérie tout à fait, demandent à la reprendre.

C'est alors que brusquement, le 12 janvier, la malade est de nouveau très préoccupée et déprimée. Des voix qu'elle entend lui disent qu'elle est une criminelle, qu'elle a fait du mal à tout le monde. Elle mange difficilement ; elle cherche à se suicider. M. Kéraval pense alors, avec raison, qu'elle est sous l'imminence d'un nouvel accès semblable au premier. Cet accès, qu'on pensait lié à un processus hystérique, semble précéder les règles à venir. La sédation des symptômes notés la première fois avait coïncidé avec l'arrivée de l'écoulement menstruel. Les phénomènes s'accentuent ; la malade, très hallucinée, reste dans le mutisme le plus complet. « Je veux mourir ; je veux m'en aller », sont les mots qu'elle prononce à tout instant. Finalement, elle fait une tentative de suicide par strangulation. Enfin, les symptômes paraissent devoir s'amender et la malade est de nouveau très améliorée, quand les règles coulent le 28 janvier. Décidément, cette malade semble avoir nettement des poussées délirantes avec mélancolie aux périodes pré-menstruelles. Le diagnostic de psychose menstruelle vraie, à type pré-menstruel, est admissible. Les règles durent de trois à quatre jours ; à ce moment, la malade est tout à fait bien.

Elle va, du 28 janvier au 15 février, vivre normalement, sans accident psychique aucun. Gaie et travailleuse, elle fait tous les jours des travaux de couture. Elle mange bien, rit et plaisante. Elle parle comme tout le monde et raisonne bien.

C'est au 1er février, à notre venue dans le service, que M. Kéraval nous prie de l'examiner et de la surveiller pour rédiger son histoire, intéressante.

Elle nous paraît bien portante, plutôt obèse ; sa physionomie est intelligente. Sur le visage, le système pileux est plutôt développé (duvet noir très net en guise de moustaches ; poils follets au menton ; sourcils très épais). Les signes qui avaient dès l'abord fait surtout penser chez elle à de l'hystérie, persistent, atténués. L'abolition du réflexe pharyngien paraît le seul stigmate dont il faille tenir compte. Elle n'a plus d'anesthésies cutanées, pas de signes oculaires, pas de sensibilité ovarienne. L'examen somatique ne permet de découvrir rien d'organique qui soit anormal ; son corps thyroïde n'est pas développé. Par contre, nous voyons la malade dans une période de calme parfait ; son état mental n'offre rien de spécial. Elle n'a plus le souvenir des incidents qui ont précédé ses dernières époques.

*3ᵉ accès pré-menstruel.* — Mˡˡᵉ Pont... est à nouveau malade le 16 février. Elle est subitement tombée dans un mutisme absolu. Elle refuse de se laisser interroger et détourne la tête. Le visage est rouge, injecté ; la malade fuit les personnes qui l'approchent. Elle entend des voix qui lui disent : Il faut mourir. Elle demande aussi pardon, disant qu'elle a fait du mal à tout le monde. Nouvelle tentative de suicide : elle avale quelques épingles qui ne sont pas retrouvées et n'occasionnent par suite aucun dommage. Peu à peu, avec les mêmes transitions qu'aux accès précédents, son état s'amende et, le 25 février, elle est déjà mieux. Le 27, elle prend part aux divertissements du mardi gras avec les autres malades. Fin février, retour absolu à la normale. La malade travaille à l'atelier de couture.

*4ᵉ accès pré-menstruel.* — Le 14 mars, nouvel accès subit de mélancolie avec tendance au suicide. La malade, dans la nuit du 15 au 16, se frappe violemment la tête contre le bord de son lit. Le 16, on l'isole dans un service d'agitées. Là, elle est surprise qui avait passé la tête dans l'orifice des cabinets ; on est alors obligé de la contenir. Extrêmement agitée et hallucinée. Le 21, elle semble mieux ; on la replace dans son quartier habituel ; mais le 22, à la fête de la mi-carême, elle refuse de danser et arrache son travestissement. Peu à peu, les jours qui suivent, elle redevient calme et lucide. Le 22, ses règles ont coulé, elles coulent encore qu'elle est déjà revenue à son état normal (Durée des règles : 4 jours). Elle ne conserve aucun souvenir de ce qui s'est passé. Nouvelle période de repos et de tranquillité ; très lucide, la malade travaille de rechef et est, au dire des infirmières, gentille et très enjouée. M. Kéraval refuse encore alors de la rendre à ses protecteurs qui la réclament, la croyant guérie.

C'est alors que nous décidons d'instituer chez cette malade, approximativement, dans la prochaine période pré-menstruelle le traitement par l'opothérapie ovarienne.

Le 9 avril, nous donnons 0 gr. 50 d'ovarine en un cachet. Le 10 et tous les jours suivants jusqu'au 17 inclusivement, nous donnons 1 gr. *pro die* d'ovarine. La malade prend ce médicament avec plaisir ; elle souffre, dit-elle, d'être malade avant ses époques. Le 18 des comprimés d'ovarine de 0 gr. 20 chaque et 4 par jour (c'est-à-dire 0 gr. 80 d'ovarine) sont substitués aux cachets pour plus de commodité. La malade suit ce traitement jusqu'au 18 avril, nous le cessons alors. Entre temps, le lundi 23, les règles sont venues qui ont duré trois jours, peu abondantes. Il n'y a pas eu de période pré-menstruelle marquée par les phénomènes psychiques qui s'étaient manifestés déjà quatre fois auparavant. La malade est tout à fait satisfaite de ce changement ; elle demande instamment sa sortie.

Nous avons cessé d'observer la malade le 20 mai. A cette époque, elle n'était plus soumise au traitement ovarien ; elle attendait ses règles. La période pré-menstruelle n'avait alors nullement été troublée. Elle n'avait pas suivi cette fois de traitement ovarien. Quelle est la part qui revient dans la suppression du délire pré-menstruel à notre traitement par l'ovarine, nous ne le savons pas. Il y a là vraiment une coïncidence curieuse de la suppression du trouble mental habituel avec l'administration de l'ovarine. Il faut cependant nous souvenir que cette malade était au début regardée comme une hystérique et que la suggestion a pu avoir sa part dans le résultat obtenu.

# CONCLUSIONS

## I

1° A côté de sa fonction externe (excrétion ovulaire), l'ovaire joue un rôle physiologique évident dans l'organisme de la femme. C'est là ce qu'on peut entendre par ces mots : fonction interne de l'ovaire. La fonction interne de l'ovaire n'est qu'un cas particulier de la corrélation générale des cellules de l'organisme. L'ovaire a spécialement des corrélations avec d'autres glandes à fonction interne.

2° Connue depuis Brown-Séquard, la fonction interne de l'ovaire possède un certain nombre de propriétés physiologiques. Elle a une action sur l'appareil circulatoire, sur le système osseux plus spécialement. Les effets du suc ovarien injecté à des animaux aident à connaître les propriétés normales de la fonction ovarienne. La sécrétion urinaire étudiée après la castration et au cours de l'opothérapie ovarienne subit des modifications utiles à connaître ; l'excrétion de l'acide phosphorique semble augmentée dans ce dernier cas. L'ovaire semble agir aussi sur l'état du calcium, de l'arsenic, etc..., dans l'organisme.

3° L'ovaire a sous sa dépendance les attributs sexuels secondaires qui constituent le type féminin.

4° La fonction menstruelle, résultante d'une toxémie, paraît liée à la fonction interne de l'ovaire.

5° L'analyse des symptômes que présentent à l'état pathologique les femmes castrées permet d'établir par analogie le rôle interne de l'ovaire dans l'organisme.

6° Il n'est pas démontré que la sécrétion interne de l'ovaire contienne quelque principe chimique défini (spermine, par exemple).

7° On a lié la sécrétion interne de l'ovaire à l'activité physiologique des corps jaunes. Cette hypothèse, émise par Prenant et Mathias Duval, semble devoir être prise en considération.

8° L'ovaire a des corrélations avec les autres glandes internes. Leur étude s'appuie sur la connaissance : 1° des phénomènes de suppléance qu'on enregistre ; 2° des phénomènes d'antagonisme connus (par exemple : antagonisme thyro-ovarien). Ces faits se résument sous une parenthèse commune : l'action réciproque.

9° L'étude des phénomènes d'antagonisme entre l'ovaire et la thyroïde, permet de mieux concevoir la réalité de la fonction interne de l'ovaire ;

10° L'ovaire a une parenté fonctionnelle avec le thymus ; l'hypophyse réagit à la castration ovarienne. — Tous ces faits ne sont que quelques éléments empruntés à une loi physiologique plus générale : l'harmonie fonctionnelle des glandes internes.

## II

1° Il est toute une série de manifestations nerveuses et de troubles mentaux liés à l'évolution physiologique génitale de la femme (puberté, menstruation, grossesse, ménopause). La fonction interne de l'ovaire a-t-elle un rôle pathogénique dans l'apparition de ces maladies d'évolution ?

2° A la puberté, les phénomènes qui accompagnent l'instauration menstruelle semblent jouer un rôle dans l'éclosion de quelques accidents nerveux et psychiques. L'entrée en fonctions de l'ovaire coïncide avec leur éclosion. Particulièrement on connaît la classe spéciale des psychoses de la puberté. La démence précoce de Krœpelin rentre dans cette classe ; la théorie de Krœpelin est à prendre en considération. On sait que cet auteur rattache l'étiologie de cette affection souvent à un processus d'auto-intoxication génitale.

3° A la menstruation, les troubles psychiques et nerveux observés paraissent liés à des troubles de la fonction interne de l'ovaire. Il est logique d'instituer, avec Régis, dans le traitement des psychoses menstruelles vraies, le traitement ovarien.

4° Dans les délires et les psychoses de la grossesse, on connaît la part prépondérante qu'il faut en pathogenèse attribuer au processus d'auto-intoxication. L'ovaire peut prendre place à côté du foie et de la thyroïde dans la production de telles manifestations.

5° La castration ovarienne s'accompagne d'un ensemble de symptômes tardifs qui paraissent évidemment liés à l'absence ovarienne. Delbet ne reconnaît cependant à la suppression des ovaires aucune influence dans les fonctions intellectuelles.

6° La ménopause pathologique paraît certainement liée à l'abolition physiologique des fonctions de l'ovaire. La mélancolie est une maladie mentale liée étroitement à l'involution ménopausique.

7° On a cherché par l'analogie clinique à comparer entre elles les manifestations morbides mentales de la ménopause, de la castration et de la puberté. De telles généralisations paraissent des vues de l'esprit et semblent prématurées.

8° En pathologie nerveuse, l'ovaire a été incriminé dans la maladie de Dercum. Il est aussi des manifestations comitiales et hystériques et des neurasthénies qui semblent particulièrement liées aux phases physiologiques génitales de la femme.

9" La maladie de Basedow, communément liée à l'hyper-thyroïdisme, a quelques points de départs génitaux. On a essayé, par l'étude de l'antagonisme ovaire-thyroïde et des coïncidences de l'affection avec des phénomènes utéro-ovariens, de rattacher cette hyperthyroïdation à l'insuffisance des fonctions de l'ovaire.

10° Plus généralement, en dehors des processus génitaux, le rôle exact de l'ovaire, dans les manifestations morbides mentales, ne nous est pas connu. L'étude de la question des folies sympathiques de l'ovaire est complexe ; elle peut apporter quelque appoint à la connaissance du rôle interne de l'ovaire en pathologie mentale.


## III


1° L'opothérapie ovarienne est une méthode thérapeutique admise et connue. Elle a été peu utilisée en médecine nerveuse et mentale.

2" On a fait quelques essais à la puberté ; nous l'avons instituée chez des démentes précoces.

3° Les troubles menstruels (psychoses menstruelles) sont éminemment justiciables d'un tel traitement.

4° A la ménopause post-opératoire, la médication est formellement indiquée. (Symptômes nerveux et accidents psychiques.)

5" Il en est de même à la ménopause naturelle (mélancolie d'involution).

6° En pathologie nerveuse, on a fait quelques essais. L'opothérapie est utile dans le traitement de la neurasthénie par déficit ovarien.

7° Dans le goître exophtalmique, on a, avec elle, obtenu quelques succès. La médication ovarienne est formellement à employer dans quelques cas.

8° En pathologie mentale, on a fait, au hasard, de rares essais d'opothérapie ovarienne chez des aliénées, souvent sans indications.

# INDEX BIBLIOGRAPHIQUE

## Première Partie


Bailly. — Traitement des ovariectomisées. Considérations physiologiques sur la castration chez la femme. Thèse de
Paris, n° 104, 1871.

Tourneux. — Altération de l'ovaire comme cause d'hystéro-épilepsie, 1877.

Brown-Séquard. — Comptes rendus de la Société de Biologie.
Séances des 1er et 15 juin 1889.

  — Archives de physiologie normale et pathologique (passim, 1889 à 1893).

  — Comptes rendus de l'Académie des sciences (mêmes années).

Gouilloud. — Société des sciences médicales de Lyon, 26 oct. 1892.

Debove. — Société médicale des Hôpitaux, 18 novembre 1892.

Sylvio Venturi — Le degenerazioni psico-sessuali (nella vita degli
individui et nella storia della societa). Torino, 1892. — Corrélations psycho sexuelles, 1896.

Martin Albert. — « Résultats éloignés de l'ablation des annexes,
etc... » Thèse de Paris, 1893.

Poehl. — Comptes rendus Académie des sciences, 11 juillet et 18
novembre 1893.

Pinesse. — Thèse de Paris, 1894.

Curatullo et Tarulli. — Influence de l'ablation des ovaires sur le
métabolisme organique. Archives italiennes de Biologie,
1895. Boll. della Acad. méd. di Roma. fasc. 5 et 6, 1896.

Moriss. — Medical New-York Records. 1895.

Jouin. — Communic. à la Société obstétricale de 1895 et art. *in*
Revue de Psychiatrie, n° 23, 1896.

Sobotta. — Ueber die Bildung der corpus luteum bei der Maus.
Arch. für mikr. Anat. 1896 (Bd, XLVII).
— ..... bei Kaninchin. Bd VIII, 1896.

Fédoroff. — In Presse médicale, 1896.

Jacobs. — Résultats éloignés de la castration chez la femme.
Acad. de méd., 3 mai 1896.

Sokoloff. — Centralblatt für gynäkologie, 1896.

Echardt ; Knouer — Ibidem, 1896 et 1898.

F. Jayle. — Mémoire déposé à l'Académie de médecine, 25 février
1896. Presse médicale, 1896 (nᵒˢ 38, 81). Revue de gynécologie, passim, 1898.

Blondel. — La théorie nouvelle de la chlorose. Bull. gén. de thérapeutique, 1897.

F. Jayle. — Effets physiologiques de la castration chez la femme.
Revue de gynécologie, 1897 (mai, juin).

Ferré et Bestion. — Presse médicale, 1897, p. CCIII.

Frascali. — Dei rapporti fra le ghiandoli tiroidi egli organi génitali
femininile. Pisa, Cronica moderna, 7 avril 1897.

Keiffer. — Essai de physiologie sexuelle générale. Soc. de Biologie, 9 janvier 1897. — L'Obstétrique, juillet 1897. — Soc.
obstétricale, avril 1899.

Bestion de Camboulas. — Thèse de Bordeaux, 1898.

Calzolari. — Recherches expérimentales sur un rapport probable
entre les fonctions du thymus et celles des testicules.
Archives italiennes de Biologie, 1898.

Charles Soubyre. — Neurasthénie et génitopathies féminines.
Thèse de Paris, 1898.

Livon. — Société de Biologie, janvier 1898. — Congrès de médecine
de Montpellier ; Congrès de physiologie ; 1898.

Prenant. — Valeur morphologique, action physiologique et thérapeutique possible du corps jaune ; Revue médicale de l'Est,
juillet 1898.

Gallois et Beauvois. — L'état mental des ovariotomisées. Bulletin
médical, 31 juillet 1898.

Prosper Mossé et Oulié. — Influence de l'ovariotomie double et
de la greffe sous-péritonéale sur quelques éléments de la
sécrétion urinaire chez la chienne Société de Biologie,
juin 1899.

Class. — Médecine moderne, 31 mai 1899.

L. Marchand. — Epilepsie convulsive survenue après une ovariotomie. Revue de psychiatrie, 1899.

Lebreton. — Corps jaune et intoxication gravidique (Soc. de Biologie, 1899).

Jayle. — L'insuffisance ovarienne. Presse Méd., 17 mars 1900, n° 22.

Parhon et Goldstein. — A supra unor functioni-putia cunosuvle a le ovarelor. Romania medicala, 1900.

Dalché. — Bull. et mémoires de la Société médicale des hôpitaux, 15 novembre 1901.

Roux. — Revue de Neurologie, p. 72, 1902.

Krafft-Ebing. — Psychosis menstrualis. Stuttgart, 1902.

Sabrazès. — Influence de la castration sur l'état du sang. La chlorose. Gaz. hebd. sc. méd. Bordeaux, 16 août 1903.

Sicard et Roussy. — Deux cas d'adipose douloureuse, suite d'ovariotomie. Bull. Soc. méd. Hôp. Paris, 22 octobre 1903.

Dide et Leborgne. — Maladie de Dercum chez une catatonique agitée. R. de Neurol. 1903, p. 647.

Lambert. — Influence de la castration ovarique sur la nutrition. Soc. de Biol., 27 février 1903, p. 261.

Fraenkel. — Arch. für Gynäk., 1903.

A. Moscucci. — L'action du tissu ovarien sur le système nerveux et sur la crase sanguine. Clinica medica italiana, avril 1903, p. 269.

Parhon et Goldstein. — « Sur l'existence d'un antagonisme entre le fonctionnement de l'ovaire et celui du corps thyroïde. » Soc. de Biol., 6 mars 1903, p. 281.

Marcel Marvy. — Contribution à l'étude du thymus. Lyon, 1903.

G. Loisel — Les poisons des glandes génitales. Recherches et expérimentation chez l'oursin. Soc. de biol., 20 novembre 1903, p. 1329-1331.

Richon et Jeandelize. — Influence de la castration et de l'ovariotomie totales sur le développement des organes génitaux externes chez le jeune lapin. Réun. biol. Nancy. Soc. de biol., 25 déc. 1903, p. 1684-1685.

Paul Dalché. — Les accidents osseux et articulaires d'origine génitale chez la femme. An. in. Archives générales de médecine, 1904.

MAUCLAIRE. — L'insuffisance ovarienne. Journal des Praticiens, 23 juillet 1904.

C. PARHON et J. PAPINIAN. — Nota relativa la acliunea corpului tiroid si a ovarului in asimilarea si desasimilarea calcelui. Romania medicala, 1904.

GHELFI. — Bolletinodelle cliniche, septembre 1904.

PAPINIO PENNATO. — (Riforma medica, n° 5). An. *in*. R. de Neurol , p. 552, 1904.

ROGER DUPOUY. — Les psychoses puerpérales et les processus d'auto-intoxication. Thèse de Paris, 1904.

PRIVAT DE FORTUNIÉ. — Etude sur les délires post-partum. Thèse de Paris, 1904.

L. FULCONIS. — Maladie de Dercum et lipomatose douloureuse symétrique. Thèse de Lyon, 1904.

GINO MORSA. — (Riforma medica, n° 10). An. *in*. Revue de Neurologie, p. 1043, 1905.

MARIE. — Communic. au 14° Congrès des aliénistes et neurologistes de France et des pays de langue française. Pau, 17 août 1904. Compte rendu vol. II, p. 143. Masson, 1905.

PARHON et GOLDSTEIN. — Art. *in*. Archives générales de médecine n° 3, p. 142 à 157, 1905.

LE PLAY. — Présentation à la Société de Neurologie, 7 décembre 1905.

SUBRA DE SALAFA. — Auto-intoxications et psychoses menstruelles. Thèse de Bordeaux, 1905.

DIDE. — Les idées en cours sur la démence précoce. Revue de Neurologie, p. 381, 1905.

A.-W.-RUSSELL. — The Glasgow Medical. Journal anal. *in*. R. de Neurologie, 1905.

CARNOT. — Bulletin Médical, 31 mars, 7 et 31 avril 1906.

D^r MARTHE FRANCILLON. — Essai sur la puberté chez la femme. Paris, 1906.

## DEUXIÈME PARTIE

BROWN-SÉQUARD. — Comptes rendus Société de Biologie, 1889. Académie des Sciences, 1889, 1892, 1893. Archives de Physiologie (mêmes dates). Académie des Sciences, 30 mai 1892.

Villeneuve. — Marseille médical, 3o août 1889.

Brown (M^me). — *In* Br.-Séquard, Archives de Physiologie, 1890.

Brown-Séquard et d'Arsonval. — Recherches sur les extraits retirés des glandes et d'autres parties de l'organisme. (Arch. de phys., juillet 1891).

Clément. — Société des Sciences médicales de Lyon, 21 décembre 1892. La Province médicale, 1892, n° 51.

Brown-Séquard et d'Arsonval. — Des injections sous-cutanées ou intra-veineuses d'extraits liquides de nombre d'organes comme méthode thérapeutique. (Académie des Sciences 13 juin 1892).

Dufournier. — Des injections de liquide organique. Thèse de Paris, 1893.

Héricourt. — Société de Biologie, 29 août 1893.

Régis. — Société de médecine et de chirurgie de Bordeaux, juin 1893. (Un cas de folie consécutive à une ovarosalpin - gectomie; trait. ovarien.)

Ch. Eloy. — La méthode de Brown-Séquard. Paris, Baillière, 1893.

Labusquière. — Annales de Gynécologie, 1893 et 1895.

A. Mossé. — La médication séquardienne. Midi méd., janvier 1894·

Brown-Séquard. — Archives de Physiologie, 1894.

F. Mainzer. — Vorschlag zur Behandlung der Ausfallerscheinungen nach Castration. (Deutsche med. Woch., 19 mars 1896.)

— Zur Beh. Amenorrhœ und Klimactenfraüen mit Ovarialsubstanz. — Ibid.

Chroback. — Centralblatt für Gynäkologie, 1896, passim.

Muret. — Revue médicale de la Suisse romande. Genève, juillet 1896. (De l'organothérapie par l'ovaire.)

Spillmann et Etienne. — Comm. au Cong. de méd. de Nancy, 1896.

Jacobs. — (Bruxelles). La Policlinique, décembre 1896.

Carlo Fideli. — (Recherches sur l'action thérapeutique de l'ovarine). Riforma medica, 1896. N^os 244 et 245. Analysé *in* Presse médicale, 1896, n° 100, 5 décembre, p. 66o.

Touvenaint. — Société de thérapeutique, 1896. Revue internationale de médecine et de chirurgie, n° 19, 1896.

Lissac. — Troubles consécutifs à la castration chez la femme. Opothérapie ovarienne. Thèse de Paris, 1896. Cf. Gazette hebdomadaire 15 nov. 1896,

Combe. — Contribution à l'étude de la pharmacologie de l'organothérapie. Revue médicale de la Suisse romande, août 1896.
Analysé *in* Journ. de Neurologie, 1897, p. 216-217.

Bruce. — Discussion sur le traitement des maladies nerveuses et
mentales par les extraits organiques. Brit. med. journal,
26 sept. 1896.

Ruggiero Tambroni. — (directeur du manicôme de Ferrare). Opothe-
rapia nella malatia nervosa et mentale ; Atti della R.
Academ. delle scienc. medic. di Ferrara, 1896. Cf. Semaine
médicale, 30 oct. 1897, n° 51, p. CCII. R. de Neurologie,
1898, p. 22 ; et Gazett. di Ospidali, 1896, n° 137.

Merck (de Darmstadt). — Annales de 1896 (n° 143) et de 1897 (n° 157).

E. Knauer. — Centralblatt für Gynäkologie, n° 20 de 1896.

K. Bodon. — Deutsch. med. Wochenschrift, n° 45, 1896. (Un cas
d'épilepsie traitée avec l'extrait sec d'ovaire de Merck.)

Jouin. — « De l'hystothérapie appliquée à la maladie de Basedow
et aux troubles fonctionnels du système génital féminin et
particulièrement de la médication par le tissu ovarien. »
*In* Revue de Psychiatrie, n° 23, p. 323, 1896.— Bulletin de
la Société d'obstétrique et de gynécologie (octobre), 1896.

Landau (M.). — Zur Behandlung von Beschwerden der natürlichen
und anticipirten Klimax mit Eierstocksubstanz. Berl.
klinische Wochenschrift, n° 25, 1896.

Richard Mond. — Kurze Mittheilungen über die Behandlung der
Beschwerden bei natürlicher oder durch operation
veranlasster Amenorrhœ mit Eierstockconserven. Münch.
med. Wochens. 7 avril 1896. Cf. Gazette bebd. 1896, p. 837,
et Revue de Neurologie, 1897, p 370.

Victoroff. — L'application de l'organothérapie au traitement des
maladies nerveuses. Congrès de Moscou, août 1897.

Fédoroff. — *In* Gazette hebdomadaire de médecine et de chirurgie, 1897.

Muselier. — Méthode générale de préparation des médicaments
opothérapiques. Société de thérapeutique, 10 nov. 1897, et
Gaz. hebdomad., 14 novembre 1897.

Maurange. — Société de Thérapeutique, 10 nov. 1897.

Labusquière. — (Opothérapie ovarienne, etc... ostéomalacie).
Annales de gynécologie, 1897.

KLEINWACHTER. — Organothérapie für Gynäkologie (Zeitschrift für Gynäkologie ; Bd XXXVII, 1897).

BONGRAND. — Elat actuel de l'opothérapie. Thèse de Paris, 1897.

BERNSTEIN. — Oophorin Behandlung bei Osteomalacie. Munsche medic. Woch., n° 37, 1897.

ROSSIN. — Wiener med. Press., n° 51, 1897.

STEHMAN. — Thyroïd and ovarian Therapy. The american gynäck. 1897.

SENATOR. — Berliner klinisch., Woch., 1897.

JAYLE. — Revue de gynécologie et de chirurgie abdominales, avril 1898, p. 239-272 (Opoth. ovarienne dans la ménopause artificielle post-opératoire et dans la ménopause naturelle), juillet et août 1898. — (Presse médicale, 9 mai 1896.)

SAAFELD. — Beitrag zur Oophoriu Behandlung.— Berlin. Klinisch. Woch, 1898.

DALCHÉ (Op. ovarienne). — Bull. gl. de thérapeutique, février-mars 1898.

GILBERT et CARNOT. — 4° Congrès français de médecine, Montpellier, 1898. — De l'état actuel de l'Opothérapie. Masson, édit. 1898.

GILBERT et WEIL. Opoth. ovarienne dans la chlorose, cités par Eliason, thèse de Paris, 1898.

REBUSCHINI. L'organotherapie ovarienne. Clinica medica italiana, p. 488. Août 1898.

DEMANGE. — Thèse de Nancy, 1898.

BESTION DE CAMBOULAS. — Le suc ova.ien. |Effets physiologiques et thérapeutiques. Organothérapie ovarienne. — Thèse de Bordeaux, 1898.

KMAUER. — Centralblatt für Gynäkologie, 1898.

JECOBS. — Société belge de chirurgie, Gand, juin 1898. (Organothérapie ovarienne en chirurgie), semaine gynécologique, 19 juillet 1898.)

GOMÈS. — Action physiologique et thérapeutique de l'ovarine. Thèse de Paris, 1898.

THIERCELIN. — Contribution à l'étude de l'opothérapie ovarienne. Thèse de Paris, décembre 1898.

DE CÉRENVILLE. — Congrès de Montpellier, 1898. Cf. R. de Neurologie, p. 378, 1898.

Šeeligmann. — Beiträge zur Organotherapie. — Resultate der Behandlung mit Ovarialsubstanz. — Allgmein. med. Centralztg. 1898.

Loevy. — Ueber den Einfluss des Oophorins auf den Eiweis sumsatz. — Berliner Klin. Wochenschrift, n° 5o. 1899.

René Moreau. — De l'opothérapie ovarienne dans la maladie de Basedow chez la femme. Thèse de Paris, 1899.

Lebreton. — Opothérapie ovarienne. Rôle du corps jaune. Thèse de Paris 1899, n° 188.

— Opothérapie par le corps jaune. (Société de Biologie, 1899.)

Toulouse. — Société de Biologie, 18 février 1899,

— « De la thérapeutique ovarienne chez les épileptiques. » In. Revue de psychiâtrie, pages 8o à 83, mars 1899.

Delaunay. — Presse Médicale, 21 janvier 1899. (Maladie de Basedov à la menopause, trait. ovarien).

A. Gilbert. — Etude sur l'opothérapie ovarienne (Aménorrhée et dysménorrhée). Thèse de Paris, mai 1899.

Pr. Mossé. — Etat actuel de l'Opothérapie ovarienne. Etude expérimentale et clinique. Thèse de Toulouse, 1899.

Thelberg, Martin H. — Organotherapy in tabès and other nervous diseases. Medical News. Volume 76, 1900.

Charles Tillé. — Les traitements opothérapiques de la maladie de Basedow. Thèse de Paris, 1901.

Picqué. — A propos de l'opothérapie ovarienne. Le Progrès médical, n° 10, 1901.

Ed. Vidal. — Opothérapie ovarienne. — Le Progrès médical, n° 36, 1901.

Robin et Dalché. — Traitement médical des maladies des femmes. (Ch. X : De l'op. ovarienne). 1902.

Gilbert Ballet. — Traité de Pathologie mentale (art. Opotherapie, p. 136o). Doin, 1903.

Regis. — Précis de psychiâtrie (Art. Opotherapie; psychoses menstruelles, etc.). Doin, 1906.

Paul Carnot. — Bulletin médical, 31 avril 1906.

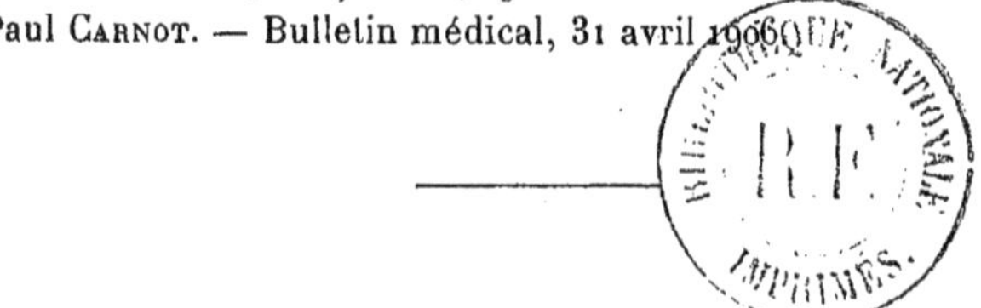

# TABLE DES MATIÈRES


Pages

AVANT-PROPOS...................................... 7

**Première Partie**

CHAPITRE I. — La fonction interne de l'ovaire............ 15

CHAPITRE II. — La fonction interne de l'ovaire (*suite*)...... 34

CHAPITRE III. — Le rôle pathogénique de la fonction interne de l'ovaire et les maladies mentales et nerveuses liées à l'évolution génitale de la femme.................................. 52

CHAPITRE IV. — Rôle de la fonction interne de l'ovaire en pathologie nerveuse.................... 79

CHAPITRE V. — Le rôle de la fonction interne de l'ovaire en pathologie mentale ... ................ 94

**Deuxième Partie**

CHAPITRE I. — De l'opothérapie ovarienne............... 101

CHAPITRE II. — Opothérapie ovarienne dans les maladies nerveuses et mentales survenant aux phases physiologiques de la vie génitale.... ... 107

CHAPITRE III. — Opothérapie ovarienne en pathologie nerveuse..................................... 113

CHAPITRE IV. — L'organothérapie ovarienne en médecine mentale.................................. 124

OBSERVATIONS....................................... 130

CONCLUSIONS........................................ 146

INDEX BIBLIOGRAPHIQUE.............................. 151